TRAITÉ

DE L'APOPLEXIE

ET DES HYDROCÉPHALES.

TRAITÉ

DE L'APOPLEXIE,

OU HÉMORRHAGIE CÉRÉBRALE,

CONSIDÉRATIONS NOUVELLES SUR LES HYDROCÉPHALES,

DESCRIPTION D'UNE HYDROPISIE CÉRÉBRALE PARTICULIÈRE AUX VIEILLARDS,

RÉCEMMENT OBSERVÉE

PAR Et. MOULIN,

Docteur en médecine de la Faculté de Paris; Chirurgien-Accoucheur; ex-Médecin interne de première classe des hôpitaux et hospices civils de la même ville; Membre de la Société d'instruction médicale, etc.

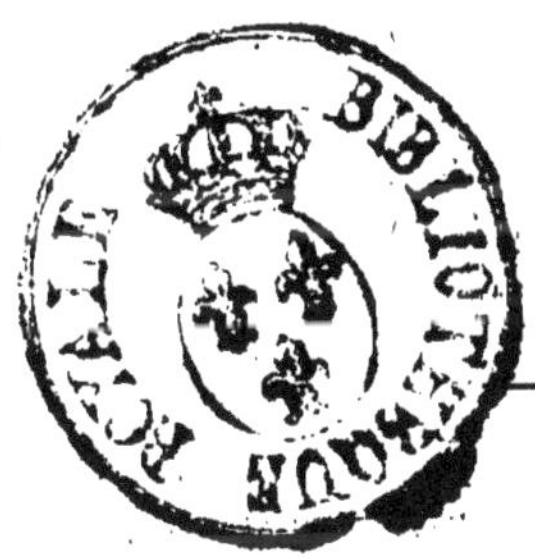

Non disputandum ; sed experiendum.

A PARIS,

Chez
J. B. BAILLIÈRE, Libraire, rue de l'Ecole de Médecine, n.º 16.

L'AUTEUR, à l'hospice des Femmes incurables, rue de Sèvres, faubourg Saint-Germain.]

1819.

A MES PARENS,

MES VRAIS AMIS,

LA PLUS TENDRE DES MÈRES,

ET LE MEILLEUR DES ONCLES,

MONSIEUR PIERRE ROUX.

TÉMOIGNAGE SINCÈRE D'AMITIÉ, DE RESPECT ET DE RECONNAISSANCE.

Et. MOULIN.

PRÉFACE.

DE toutes les maladies qui affligent l'espèce humaine, l'apoplexie est sans contredit une des plus effrayantes et des plus funestes. Elle immole presque toutes ses victimes, ou pour le moins les estropie et les mutile. Elle frappe soudainement ; et c'est souvent à l'instant où l'homme, rayonnant de joie, plein de santé et de vie, rêve le bonheur et pense le moins à la mort, qu'elle le précipite dans la tombe. Lors même qu'il parvient à sortir sain et sauf d'une première attaque, il ne peut se flatter de lui être échappé pour toujours ; sa perte n'est que reculée, elle est presque inévitable, l'apoplexie semble l'avoir jurée. Cette cruelle maladie revient bientôt avec une nouvelle fureur, elle le poursuit sans relâche, et ne cesse de le tourmenter qu'elle ne lui ait porté le coup mortel. A peine, dans quelques cas, une sage hygiène peut-elle lui servir d'égide.

La structure molle et délicate du cerveau, l'importance de ses fonctions, la désorganisation complète de son tissu par l'épanchement sanguin, expliquent assez la gravité de l'apoplexie.

Cette affection a été connue dès la plus haute antiquité. *Hippocrate* en a fait le sujet de plusieurs aphorismes. *Galien* (1) et *Cœlius Aurélianus* (2), qui vivaient vers l'an 131 de l'ère chrétienne, l'avaient également remarquée.

Presque tous les médecins qui ont écrit lui ont consacré un article dans leurs ouvrages ; un grand nombre même en ont fait le sujet de monographies particulières.

Effrayés de l'extrême gravité de l'apoplexie, attristés de l'impuissance de l'art dans la plupart de ses attaques, les médecins dûrent nécessairement concentrer

---

(1) *Galeni* Opera, 5 vol. in-folio, Venetiis, 1625.

(2) De morbis acutis et chronicis, 1 vol. in-4, edente *Almeloveen*, 1722, cap. 5, lib. 3, de apoplexiâ.

sur elle toute leur attention, en faire un des principaux sujets de leurs méditations et de leurs travaux, et redoubler de soins et d'activité pour la mieux connaître et trouver des moyens plus certains d'en triompher. Si leurs efforts n'ont pas eu à cet égard tout le succès qu'ils s'en étaient promis, si leur espoir a été frustré, on ne doit s'en prendre qu'à la maladie elle-même, qui offre peu de ressources; leur zélée philanthropie n'en mérite pas moins la plus grande reconnaissance.

Parmi ceux qui s'en sont occupés je dois plus particulièrement citer *Arétée* (1), *Ettmuller* (2), *Tulpius* (3), *Forestus* (4),

---

(1) Arætei Cappadocis acutorum et diuturnorum morborum de causis, signis et curatione, in-folio. Lugduni-Batavorum, 1735, lib. 2, de apoplexiâ.

(2) Opera omnia edidit *Mangeti*, 4 vol. in-folio. Genevæ, 1736, lib. 2, sect. 2, cap. 3, art. 7.

(3) *Nicolaï Tulpii* Observ. medic. lib. 3. Lugd.-Batav. 1729.

(4) Observationum et curationum medicinalium, opera omnia, 2 vol. in-folio. Rothomagi, 1653, lib. 28, observ· 69 à 80.

Wepfer (1) , *Felix Plater* (2) , *Gualter Bruéle* (3), *Valsalva* (4), *Zacutus Lusitanus* (5), *Prosper Alpin* (6), *Riolan* (7), *Friendus* (8) , *Albinus* (9), *Bonnet* (10), *Sennert* (11) , *Sauvages* (12) , *Lan-*

---

(1) Observationes medico-practicæ, de affectibus capitis Tiguri, 1745 in-4.° — Historiæ apoplecticorum, x vol. in-8.° Venetiis, 1759.

(2) Praxeos medicæ, 3 vol. in-folio, Basileæ, 1625 ; Dissert. de apoplexiâ.

(3) Tractat. medicinæ theori-practicæ, x vol. in-8.°, 1628, pag. 90.

(4) Opera anatomica de aure humanâ, edidit *Morgagni.* Venitiis, 1740, 2 vol. in-4.° , fig.

(5) Opera omnia, 2 vol. in-folio. Lugduni, 1649.

(6) De medicinâ methodicâ, lib. 13, Lugd.-Batav. 1710, in-4. — De præsagiendâ vitâ et morte ægrotantium , lib. 7, in-4, edidit *Boerhaave.* Lugd.-Batav. 1733, in-4.

(7) Opera omnia , x v. in-folio. Parisiis, 1760, morbi cerebri 11 , de apoplexiâ.

(8) Opera omnia. Parisiis, 1735, in-4, medic. ration., system., sect. 2, cap. 9.

(9) Dissertatio de apoplexiâ. Francoforti, 1690.

(10) Sepulcretum , sive anatomia practica; 3 vol. in-folio Genevæ, 1700, sect. 2, lib. x.

(11) *Danieli Sennerti* Opera medica, 6 vol. in-folio. Lugduni, 1666, tom. 3, cap. 25, pag. 171, de apoplexiâ.

(12) Nosologie méthodique, 3 vol. in-8. Paris, 1771 , tom. 1.

cisi (1), *Dehaen* (2)|, *Boerhaave* (3), *Théo-
dore Craanen* (4), *Linnæus* (5), *Vogel* (6),
Werlof (7), *Sandifort* (8), *Fernel* (9),
Junker (10), *Baglivi* (11), *Morgagni* (12),

---

(1) Opera medica, in-folio. Venetiis, 1739, fig.; de subitaneis mortibus, cap. 18.

(2) Ratio medendi, 4 vol. in-4. Amstelodami, pars 4, pag. 85.

(3) *Van-Swieten*, praxis medica, sive commentaria in *Herm. Boerhaavii* aphorismos, 5 vol. in-4. Parisiis, 1771, sect. 1017.

(4) Opera omnia, 2 vol. in-4. Antuerpiæ, 1689; med-apoplexiâ correpti.

(5) Institut. amœnitates academicæ, 10 vol. in-8, edit. tertia, Herlangæ, 1787.

(6) Prælectiones de cognosc. et curand. præcipuis corporis affectibus, edente *Tissot*. Lausanæ, 1781, 2 vol. in-8·

(7) Opera omnia, 2 vol. in-4. Hanoveræ, 1775, tom. 1, pag. 75.

(8) Thesaurus dissertationum. Lugduni Batavorum, 3 vol. in-4, 1778, tom. 1, pag. 133 et 134, et tom. 2.

(9) *Fernelii* universa medicina. Ultrajecti, 1656, in-4. lib. 5, cap. 3.

(10) Conspectus medicinæ practicæ, 1 vol. in-4. Halæ Magd., 1736.

(11) Opera omnia medico-practica et anatomica. Lugduni, 1745, in-4, fig.

(12) De sedibus et causis morborum per anatom. indag. Historiæ apoplecticorum, epistolæ 2 et 3, pag 10 et 40, edente *Tissot*, Ebroduni in Helvetiâ, 1779, 3 vol. in-4.

Hoffmann (1) , *Stoll* (2), *Cullen* (3), *Sy-denham* (4) , *Ponsart* (5), *Gay* (6) , *Ri-chelmi* (7), MM. *Vilet* (8) , *Portal* (9) , *Montain* (10) , *Pinel* (11) , *Riobé* (12) et *Rochoux* (13).

Si j'ai ainsi proclamé dans ma préface les médecins auxquels la science est le plus redevable du peu de progrès qu'elle a fait dans la connaissance

----

(1) Opera omnia in sex tomos distributa. Genevæ, 1748, sect. 1, cap. 7, p. 240, de hæmorrhagiâ cerebri.

(2) Médecine pratique, traduction de Mahon, 3 vol. in-8.

(3) Elémens de médecine pratique, 3 vol. in-8. Paris, 1819.

(4) Médecine pratique, 2 vol. in-8. Montpellier, 1786.

(5) Traité de l'apoplexie. Paris, 1782.

(6) Vues sur l'apoplexie. Paris, 1807.

(7) Traité de l'apoplexie. Paris, 1809.

(8) Médecine expectante, 6 vol. in-8. Lyon, 1803.

(9) Observations sur la nature et le traitement de l'apoplexie. Paris, 1811.

(10) Traité de l'apoplexie. Paris, 1811.

(11) Nosographie philosophique, 6.ᵉ édit. Paris, 1818.

(12) Propositions sur l'apoplexie, thèse inaugurale, in-4. Paris, 1813.

(13) Recherches sur l'apoplexie, in-8. Paris, 1814.

et le traitement de l'apoplexie, c'est afin de m'en éviter la citation dans le cours de ma narration, où je me propose de n'invoquer leur témoignage que quand il me faudra appuyer une remarque importante ou justifier une idée nouvelle.

Par le titre que j'ai donné à cet ouvrage j'ai voulu à la fois indiquer les objets que j'y traite, et faire pressentir mon opinion sur la nature de l'apoplexie.

En effet, je ne donne ce nom qu'à l'hémorrhagie cérébrale, qu'à l'espèce d'apoplexie que les auteurs ont appelée *sanguine*. Je rejette les prétendues apoplexies *séreuse* et *nerveuse*, ou plutôt, les regardant comme deux maladies particulières et entièrement distinctes de l'hémorrhagie cérébrale, je nomme la première *hydrocéphale essentielle aiguë des adultes et des vieillards*, et la seconde *névrose cérébrable apoplectiforme*.

Je développerai plus loin les raisons

qui m'ont engagé à en agir ainsi ; je dirai seulement ici par anticipation qu'il m'avait paru tout-à-fait inconvenant qu'on eût confondu sous la même dénomination trois maladies essentiellement différentes, et groupé ainsi dans un même cadre une hémorrhagie, une hydropisie et une névrose.

Voici l'ordre que je suivrai dans l'exposition de mon sujet : je passerai successivement en revue, et dans autant d'articles séparés ; 1.º les définitions de l'apoplexie ; 2º. ses espèces et variétés ; 3.º ses causes ; 4.º ses symptômes ; 5.º ses modes de terminaison ; 6.º les résultats de l'autopsie cadavérique ; 7.º le diagnostic ; 8.º les diverses complications ; 9.º le prognostic ; 10.º et le traitement ; et comme à l'article *diagnostic* se présentera tout naturellement l'occasion de parler des hydrocéphales, je m'étendrai beaucoup sur ces hydropisies ; je les envisagerai sous un point de vue nouveau, et décrirai très-au long l'hydrocéphale chronique des vieillards, maladie dont aucun auteur n'a parlé.

Depuis long-temps l'apoplexie et les hydrocéphales avaient, par leur fréquence et leur extrême gravité, excité en moi un sentiment d'étonnement et d'effroi, et inspiré par là un vif désir de les bien connaître. M'étant convaincu par la lecture des auteurs que l'art n'était que peu avancé sur leur histoire, et qu'il restait encore beaucoup à faire, ce fut pour moi un nouvel aiguillon ; j'étudiai ces maladies avec ardeur ; j'en fis le principal objet de mes recherches ; mais, malgré mon empressement à recueillir tous les faits épars que je rencontrais, j'étais encore loin, au bout de six ans, d'en posséder assez pour pouvoir en déduire des résultats certains, des conséquences justes et invariables, et asseoir mon opinion, lorsqu'en 1815 je fus nommé médecin interne d'un hôpital de vieillards (Hospice des Femmes incurables). Dès-lors je n'eus plus rien à désirer; un vaste champ s'ouvrit à mon observation ; les faits se présentèrent en foule, se multiplièrent chaque jour, et me permirent ainsi d'étudier l'apoplexie et les hydrocéphales sous toutes leurs formes et à tous leurs degrés, de saisir même des nuances qui avaient jusqu'alors échappé à l'œil des observateurs, de détruire de vaines hypothèses, de rectifier un grand nombre d'erreurs, d'épurer en quelque sorte l'histoire de ces maladies, et conséquemment d'en acquérir une connaissance plus parfaite.

L'apoplexie et les hydrocéphales ont déjà fait le sujet de ma thèse de réception ; je devais nécessairement choisir pour mon écrit inaugural, et préférer à tous les autres points de la pathologie, des maladies que j'avais eues sans cesse sous les yeux, et qui m'étaient pour ainsi dire devenues familières. L'accueil flatteur que les savans professeurs de l'Ecole de médecine ont daigné faire à cette esquisse de mon travail, la sanction unanime qu'ils lui ont donnée, m'engagent aujourd'hui à le completter, et m'imposent la douce obligation de le rendre public.

Cet ouvrage est purement pratique ; il ne contient que des faits ou les conséquences qui en ont été déduites. L'exactitude et l'impartialité ont été mes suprêmes lois ; je leur ai tout sacrifié, jusqu'à l'élégance ; qu'on ne s'attende donc pas à trouver ici un style fleuri, des expressions choisies, des tours de phrases recherchés ; une description de maladies est toujours aride et sèche ; d'ailleurs la nature est simple, et ce n'est qu'en imitant sa sage et belle simplicité qu'on peut prétendre à l'honneur d'être son interprête.

Donner une description fidèle de l'apoplexie, répandre un nouveau jour sur les hydrocéphales, signaler une maladie jusqu'alors inconnue, appeler sur elle l'attention des praticiens, provoquer de

nouvelles recherches et de plus amples
découvertes, tel est le but que je me suis
proposé ; téméraire peut-être de l'avoir
considéré ; heureux si seulement j'ai pu
en approcher!

TRAITÉ
DE L'APOPLEXIE
ET DES HYDROCÉPHALES.

ARTICLE PREMIER.

DÉFINITION DE L'APOPLEXIE.

Aucune des définitions que les auteurs ont
données de l'apoplexie ne peut être regardée
comme exacte. En effet, Cullen caractérise cette
maladie, *motus voluntarii ferè omnes imminuti
cum sopore, plus minùsve profundo.* Sauvages
la définit à peu près de même, *sopor profundissimus cum stertore vel profundâ respiratione.*
Linnæus, Sagar, Vogel n'en disent pas davantage. Aussi Van-Swieten est-il bien embarrassé
pour distinguer le sommeil profond de l'apoplexie, *manet ergo semper magna difficultas ut
somnus profundissimus distinguatur ab apoplexiâ à signis certis.* La définition de Fernel,
quoiqu'un peu plus descriptive (*apoplexia est
repentina motus et sensus omnisque animalis
functionis privatio.* Epist. 2 , art. 1.), ne vaut

guère mieux. On pourrait en dire autant de celle de Boerhaave, qui cependant a été adoptée par la plupart des médecins (*perte complète des sens internes et externes, et de tous les mouvemens volontaires ; tandis que la respiration et la circulation subsistent et sont souvent augmentées*).

Selon M. *Pinel*, l'apoplexie est une névrose cérébrale caractérisée par la suspension plus ou moins complète et subite de l'action des sens, de l'entendement et de la locomotion, avec respiration plus ou moins stertoreuse et continuation de l'action du cœur.

M. *Rochoux* considère cette maladie comme une hémorrhagie du cerveau par *rupture* des vaisseaux, avec altération plus ou moins profonde de la substance de l'organe.

Définir une maladie, c'est en donner une description abrégée : d'après cela, une définition de l'apoplexie, qui rappellerait en peu de mots sa nature, son siége, les signes qui la caractérisent et les accidens qu'elle détermine, devrait être la meilleure. Je crois avoir atteint ce but en définissant cette maladie une hémorrhagie cérébrale (1) par *rupture* des vaisseaux, ou simple

______

(1) Le cerveau n'est pas le seul organe qui puisse devenir le siége de collections sanguines ; les poumons

exhalation, caractérisée au-dehors par la suspension plus ou moins complète et subite de

en présentent assez fréquemment. J'ai observé un cas
de ces *pneumorrhagies* chez un serrurier qui mourut
presque subitement en 1817 à l'hôpital Necker, où on le
traitait d'une péripneumonie. Le poumon droit offrait à
son lobe inférieur une large caverne à parois déchirées,
comme frangées, remplie d'un sang noir concret; le
parenchyme qui l'environnait était hépatisé.

Les deux exemples d'*apoplexie pulmonaire* les plus
remarquables et les plus douloureux qu'on connaisse
sont ceux qui ont terminé la vie de MM. *Mahon* et *For-
tassin.*

En 1817, M. *Laennec* me communiqua l'observation
d'un épicier qui avait succombé à une sorte d'*apoplexie
générale.* De vastes foyers sanguins se faisaient remarquer
dans presque tous les viscères; le tissu cellulaire, inter-
musculaire et sous-cutané, était comme infiltré de sang.

Néanmoins le cerveau, par sa structure molle et délicate, la disposition de ses vaisseaux, et la grande quantité de sang qu'il s'approprie (*Haller* dit que les artères
carotides et vertébrales y portent du tiers à la moitié de la
masse de ce liquide qui coule dans l'aorte), est, de tous
les organes, le plus exposé aux épanchemens sanguins.
On peut voir dans la Physiologie de *Bichat* et de M. le
professeur *Richerand* combien la nature a fait d'efforts
pour corriger cette disposition du cerveau aux congestions sanguines, et quelles combinaisons ingénieuses
elle a employées à cet effet pour ralentir l'afflux du sang
vers le cerveau, et rendre plus facile son retour de ce
viscère au cœur.

l'exercice des sens et des facultés intellectuelles, de la sensibilité animale et de la contractilité volontaire dans une ou plusieurs parties du corps; les fonctions organiques étant peu lésées, hors la respiration, qui devient stertoreuse.

Cette définition indique en même temps, comme on le voit, l'existence d'un épanchement de sang dans le cerveau, et ses résultats.

ARTICLE DEUXIÈME.

SYNONYMIES.

Les Grecs, frappés de l'instantanéité et du début brusque de l'apoplexie, l'avaient comparée au coup sous lequel tombaient les victimes destinées aux sacrifices, et nommaient ceux qui en étaient atteints αποπληκτυς, par la ressemblance qu'ils trouvaient entre eux et les victimes assommées. Ils désignaient la maladie elle-même par le mot αποπληξια, du verbe αποπληκτω, qu'on peut traduire par *frapper avec violence.* Les Latins l'ont appelée *attonitus stupor, morbus attonitus, sideratio, affulguratio, obstupescentia,* etc.

Sauvages, Linnœus, Vogel, Boerrhaave, Junker, Sagar, Wepfer, Sydenham, Cullen, etc., lui ont conservé le nom d'*apoplexia,* et les médecins français celui d'*apoplexie*. *Rochoux* ne désigne avec moi, sous cette dénomination, que l'hémorrhagie cérébrale. *Morgagni* et *Hoffmann* appellent l'apoplexie sanguine des auteurs *hemorrhagia cerebri*.

ARTICLE TROISIÈME.

CLASSIFICATION.

Cullen a placé l'apoplexie dans la classe des *névroses comateuses* ; *Vogel*, dans celle des *adynamies* ; *Linnæus*, au nombre des *maladies quiétales*, ordre des *affections soporeuses* ; *Sauvages* et *Sagar*, dans la section des *débilités*, ordre des *affections comateuses*. M. *Pinel*, qui l'avoit d'abord rangée parmi les hémorrhagies, l'a mise, dans ses dernières éditions, au nombre des névroses cérébrales. J'ai déjà dit qu'elle était une hémorrhagie pour M. *Rochoux*. Je pense comme lui que c'est la seule place qui lui convienne dans un cadre nosologique.

ARTICLE QUATRIÈME.

ESPÈCES ET VARIÉTÉS.

Les causes de l'apoplexie, ses degrés d'intensité, la manière dont elle débute, sa marche et ses symptômes, ont été pour les auteurs autant de sources de divisions et de subdivisions. De là l'apoplexie *idiopathique*, *symptomatique* et *métastatique*, l'apoplexie *légère* ou *incomplète*, *forte* ou *complète*, *lente* et *foudroyante*. De là encore les nombreuses variétés admises sous les noms d'*apoplexie avec stupeur*, *cataphora*, *carus*, *coma*, *léthargie*, etc.; prétendues variétés qui, de l'avis judicieux de *Mead*, de *Cullen* et de *Vitet*, ne sont qu'autant de nuances d'intensité de la même maladie.

La seule division convenable, selon moi, et l'unique que j'admettrai, est celle qui distingue l'apoplexie en active et passive. Cette division est en effet fondée sur l'état des propriétés vitales et des forces générales; c'est celle des autres hémorrhagies ; l'expérience et l'observation la sanctionnent.

Chacune de ces deux espèces d'apoplexie a ses caractères propres; elles diffèrent surtout sous le rapport du traitement.

Dirai-je que les messieurs *Montain* distinguent l'apoplexie en sanguine et nerveuse , et qu'ils admettent encore deux variétés pour chacune de ces deux espèces, selon que dans l'apoplexie sanguine le sang sort des artères ou des veines, et que la nerveuse se caractérise par l'excitation du système nerveux (*apoplexie nerveuse sthé-nique*), ou sa torpeur (*apoplexie nerveuse as-thénique*)? Je laisse aux médecins judicieux le soin de faire justice de cette distinction futile. Enfin la plupart des auteurs ayant remarqué qu'à l'ouverture des cadavres d'apoplectiques, ou d'individus qu'ils avaient crus tels, le liquide épanché n'était pas toujours identique ; que tantôt c'était du sang, d'autres fois de la sérosité ; que, dans certains cas même, il n'y avait pas d'épanchement, et qu'alors le cerveau était intact, se sont crus autorisés, d'après cela, à diviser l'apoplexie en *sanguine, séreuse* et *nerveuse.*

Je ne puis me résoudre à admettre cette division ; car, selon moi, c'est accumuler et confondre sous le même nom trois maladies essentiellement différentes , une hémorrhagie, une hydropisie et une névrose. Je pense que l'hémorrhagie cérébrale doit seule conserver le nom d'*apoplexie,* et qu'il faut regarder les prétendues apoplexies séreuse et nerveuse, la première comme une espèce d'hydrocéphale, la deuxième comme une névrose du cerveau. En effet, ces deux affections n'ont pas plus de rapport avec l'apoplexie que les hydrocéphales , la catalepsie, l'épilepsie, etc. Ajoutons encore que la *névrose cérébrale apoplectiforme* est bien plus rare qu'on ne le pense généralement. On rapporte souvent sous le nom d'*apoplexies nerveuses* des observations de congestions cérébrales passagères ou mortelles (1). J'oserais même affirmer que tous les exemples d'apoplexie nerveuse, où l'hémiplégie a été remarquée, n'étaient rien autre chose ; car la vraie névrose apoplectiforme est toujours exempte de paralysie ; et ce signe négatif en est peut-être le plus caractéristique.

Outre la division de l'apoplexie en *active* et *passive*, il est encore quelques nuances dépendantes de ses degrés d'intensité, de la manière dont le sang s'épanche, et de l'âge du malade, qu'il est bon de noter.

1.° Tantôt l'effort hémorrhagique se borne à produire une congestion plus ou moins considérable ; d'autres fois il parvient à son but, l'épanchement s'effectue. Le premier cas est assez rare ;

---

(1) L'auteur du supplément à l'article *apoplexie* du Dictionnaire des sciences médicales est persuadé que toutes les apoplexies nerveuses des auteurs n'étaient que des coups de sang. Il paraît en effet, ajoute-t-il, que parfois la congestion se dissipe à la mort, ou quelque temps avant, et qu'ainsi on n'en trouve aucune trace sur le cadavre. M. *Rochoux* n'admet pas non plus d'apoplexies nerveuses ; il pense qu'elles ne sont que des syncopes mortelles.

presque toujours la congestion cérébrale n'est que le prélude de l'hémorrhagie. Ce degré, noté par M. *Rochoux* comme une espèce particulière, répond à la variété que les auteurs ont appelée *apoplexie légère* ou *incomplète*. On pourrait lui donner le nom d'*apoplexie avortée*, quand elle guérit, et celui d'*apoplexie par engorgement*, ou *de fausse apoplexie*, lorsque la mort la termine.

2.° Quand l'apoplexie est complète, que l'épanchement existe, les signes de la compression et de la désorganisation du cerveau sont manifestes.

3.° L'hémorrhagie se fait par rupture des vaisseaux ou par simple exhalation. De là, des *apoplexies traumatiques* et des apoplexies par *exhalation* (1). Celles qu'on nomme *actives et foudroyantes* sont du premier ordre; le second comprend les apoplexies *lentes* et les *passives*.

---

(1) M. *Lulier Winslou*, collaborateur du Dictionnaire des sciences médicales, prétend que l'hémorrhagie cérébrale a toujours lieu par exhalation. Il n'admet, se faisant par rupture, que les apoplexies qui résultent d'une violence extérieure portée sur la tête et le cerveau.

Hoffmann pense aussi que quelques apoplexies se font par exhalation (tom. 1 , sect. 1 , §. 3); il paraît n'admettre que l'apoplexie sanguine.

4.º **Enfin il faut encore signaler l'apoplexie des nouveau-nés comme ayant une physionomie particulière et exigeant des modifications dans le traitement.**

ARTICLE CINQUIÈME.

CAUSES.

Toutes les causes de l'apoplexie ont une même manière d'agir ; elles déterminent un trop grand afflux de sang vers la tête, ou forcent ce liquide de s'accumuler dans le système vasculaire cérébral, en s'opposant à son libre retour au cœur.

La division des causes en *prédisposantes* ou *éloignées*, et en *efficientes prochaines* ou *occasionnelles*, admise pour les autres maladies, est également applicable à l'apoplexie. Les causes prédisposantes n'agissent que d'une manière médiate ou indirecte ; elles supposent, comme on le sait, certains états ou conditions qui disposent l'homme à éprouver la maladie. Les efficientes ont une action directe et immédiate ; elles déterminent instantanément la maladie, la prédisposition existant déjà depuis un temps plus ou moins long. Les causes prédisposantes restent sans effet tant que l'homme ne s'expose pas aux causes occasionnelles ; le plus souvent même il peut s'y soustraire en s'astreignant à un régime de vie convenable. Il est au contraire presque impossible de prévenir les causes efficientes ; leur action est d'ailleurs ordinairement trop brusque pour qu'on puisse l'enrayer.

Causes prédisposantes.

Parmi les causes prédisposantes de l'apoplexie , les unes tiennent à un *état particulier*, soit de *toute l'économie*, soit *du cerveau seulement ;* les autres ont pour source la plupart des transgressions faites aux lois de l'hygiène , ou diverses circonstances nuisibles qu'il est impossible de prévoir et d'éviter.

Causes prédisposantes individuelles. Au premier rang de ces causes se trouve la constitution dite *apoplectique ,* constitution nullement imaginaire, caractérisée par la pléthore , un corps gros et replet, un abdomen saillant , une ample poitrine, un cou très-court (1), supportant une tête volumineuse, la rougeur habituelle de la face, un pouls dur et plein , une disposition au

---

(1) J'ai vu plusieurs sujets chez qui la briéveté du cou était due au manque d'une vertèbre cervicale. *Morgagni*, *Hoffmann , Cullen* et *Tissot* ont eu occasion de faire la même remarque.

sommeil et à l'assoupissement ; une propension à l'abus des liqueurs spiritueuses et de la bonne chère, un certain degré de stupidité , un laisse-aller général, l'impossibilité de se livrer aux occupations abstraites , etc. Cette constitution appartient presque exclusivement aux ivrognes et aux gastronomes ; aussi est-ce avec raison que les caricatures nous les représentent sous des dimensions formidables.

Une autre variété de la constitution apoplectique est au contraire le triste apanage de cette classe d'hommes utiles à la société , dont ils font la richesse et le bonheur ; on pourrait même dire qu'elle est presque uniquement départie aux gens de lettres (1). En effet, la plupart des hommes qui se sont illustrés par leurs travaux littéraires ont été moissonnés par l'apoplexie. C'est cette cruelle maladie qui nous fait encore déplorer la perte des *Cabanis*, des *Nysten*, et d'une foule de savans que ma plume n'a pas le courage de nommer.......

Les sujets de cette constitution se font remarquer par un corps sec, grêle, *nerveux*, comme le dit le vulgaire ; leurs veines sont peu saillantes ; la pâleur du corps contraste singulière-

---

(1) *Alberti*, Dissertatio de majori frequentiâ apoplexiæ in eruditis. Halæ , 1755.

ment avec la rougeur de la face, qui s'anime
encore à la moindre émotion. Doués de beaucoup d'esprit, ils sont en général très-sensibles,
amis zélés de la vérité et d'une société douce et
enjouée; leurs fonctions organiques languissent;
il semble que la nature les néglige et les oublie
pour ne s'occuper que de la vie de relation. La
force du cœur, et surtout la prédominance de
ses cavités gauches, fait encore souvent partie
de cette variété de la constitution apoplectique.

Les femmes et les hommes sont également
sujets à l'apoplexie.

Passé l'époque de la naissance où cette affection est très-fréquente, elle devient très-rare jusqu'à l'âge adulte; on pourrait presque dire que
l'apoplexie est une maladie de la vieillesse. *Baglivi* donne pour cause de cette prédilection de
l'apoplexie pour les vieillards la prédominance
du système veineux à cet âge; mais je pense qu'on
doit plutôt l'attribuer, avec M. *Richerand*, à ce
que le cerveau, par suite du cercle qu'a parcouru
l'énergie vitale dans les âges antérieurs, est rede-
venu le centre de fluxion.

Hippocrate a dit que l'apoplexie survenait
communément de quarante à soixante ans; mais
cet aphorisme était sans doute plus applicable
au climat de la Grèce qu'à celui plus tempéré

de la France et de l'Angleterre ; car *Cullen* et
M. *Portal* ont remarqué que l'apoplexie était
beaucoup plus fréquente après soixante ans qu'à
tout autre âge. Le relevé des décès qui ont eu
lieu à l'hospice de la rue de Sèvres depuis 1809
est en faveur de l'observation de ces médecins.

A la tête des causes prédisposantes cérébrales,
quelques auteurs ont placé, comme étant la
plus fréquente, le ramollissement de la substance
du cerveau dans le lieu où l'épanchement doit
se faire. Si l'existence de ce ramollissement précurseur était aussi avérée qu'elle est douteuse,
on concevrait assez qu'il dût prédisposer à l'a-
poplexie ; mais rien n'est moins prouvé.

Il serait bien plus rationnel de croire que dans
les apoplexies qui frappent ces individus pour
ainsi dire exsangs, ne présentant aucune in-
dice de la prédisposition apoplectique, les vaisseaux cérébraux sont originairement faibles, ou
qu'antérieurement à l'attaque ils sont affectés
d'une maladie qui, ayant affaibli leurs parois
ou altéré leur tissu, les a prédisposés à l'hémorrhagie. MM. *Chaussier, Lallement* et *Béclard*
sont persuadés que cette cause prédisposante
existe dans un très-grand nombre de cas. Quant
à moi, je ne balance pas à l'admettre pour toutes
les apoplexies passives.

La plupart des auteurs ont encore regardé comme causes prédisposantes de l'hémorrhagie cérébrale , mais avec beaucoup moins de fonde-ment, l'ossification des artères carotides à leur passage sur la selle turcique, celle des sinus de la dure-mère (*Lancisi*, p. 68), de la faux du cerveau (*Morgagni*) , les maladies des méninges (*Ré-camier*, Mémoires de la société médicale d'émulation, an 5 , p. 472), les calculs , les tubercules, les hydatides du cerveau , la compression de ce viscère par des exostoses développées à la face interne du crâne, etc.

Causes prédisposantes hygiéniques. — Cir-cumfusa. L'apoplexie est par fois fomentée par l'habitation d'appartemens exposés au midi , ou dans lesquels on entretient une chaleur permanente. Les vicissitudes atmosphériques et les troubles électriques la déterminent souvent. Elle règne de préférence dans les climats chauds , les pays secs et élevés. Dans nos régions , on l'observe le plus fréquemment pendant les saisons sèches , très-chaudes ou très-froides. (*Apoplexiæ fiunt hyeme,* HIPP., sect. 5. *Regnant temporibus pluviosis et hyeme,* LANCISI, pag. 90.)

Applicata. L'habitude de porter des vêtemens trop lourds ou trop serrés, l'abus des bains chauds, etc. , prédisposent encore à cette maladie.

Ingesta. Cette classe est la plus féconde en causes prédisposantes. Celles-ci sont surtout des excès de régime, l'abus des liqueurs alcoholiques (*Vinum moderatè sumptum auget quidem nativum calorem, sed copia illum obstruit, crapula refrigerat cerebrum, proptereà popinatores maximè omnium apoplexiæ obnoxii. —* Riolani *Opera omnia, morbi cerebri* XII *de apoplexiá.*), l'usage prolongé d'une nourriture animale, d'alimens trop échauffans et excitans, etc.

Excreta. Parmi les *excreta* on doit surtout noter une constipation opiniâtre, la suppression de la transpiration, de dartres (*herpes repulsus*, Lancisi, pag. 67), d'un ulcère, d'une hémorrhagie, ou de toute autre évacuation périodique ou habituelle (*Suppressæ hæmorrhoïdes,* Baglivi, propos. 2, p. 539) ; l'omission d'une saignée de précaution.

Gesta. Les cultivateurs, les jardiniers, les tailleurs, que leur profession oblige d'être toujours courbés; les charrons, les forgerons, les chaufourniers, les serruriers, les fabricans de porcelaine, les miroitiers (1), sans cesse exposés à une vive chaleur ; les fabricans d'acides minéraux, les vidangeurs, les charbonniers, vivant continuellement dans une atmosphère chargée de gaz délétères (*vapor carbonum*, FELIX PLATER, lib. 1, pag. 19) ; les portefaix, les hommes de la halle au blé exerçant des travaux pénibles, etc., sont très-sujets à l'apoplexie.

La mollesse, l'inaction, un sommeil trop prolongé, les veilles excessives, les travaux du cabinet, n'y disposent pas moins.

Percepta. Cette maladie a parfois été déterminée par des émotions vives et subites de l'âme, des passions impétueuses.

Causes efficientes.

L'apoplexie des nouveau-nés est toujours le résultat de la gêne apportée à la circulation cérébrale par la compression de la tête au passage, celle du cou par quelques tours du cordon, celle de tout le corps par un maillot trop serré, etc.

Des coups, des chutes sur la tête, les com-

---

(1) *Ramazzini* (Opera omnia, Genevæ, 1717, 3 vol. in-4, cap. 1) dit que les miroitiers sont en Italie si sujets à l'apoplexie, que leurs femmes se remarient souvent jusqu'à sept fois.

motions du cerveau, ses déchirures par des esquilles d'os détachées dans les fractures du crâne, la pendaison, les grands efforts de respiration, l'oblitération d'une artère principale (*Richerand*), l'amputation d'un membre considérable (1), l'asphyxie, les indigestions, l'embarras gastrique, l'hépatisation des poumons par suite d'asthmes prolongés ou de plusieurs pneumonies, sont à peu près toutes les causes occasionnelles de l'apoplexie des adultes et des vieillards.

L'hémorrhagie cérébrale est ordinairement *sporadique*, c'est-à-dire qu'elle n'attaque fortuitement que tel ou tel individu; cependant elle a paru régner *épidémiquement* à Leipsick en 1786. *Baglivi* a remarqué aussi une apoplexie qui fut commune à presque toute l'Italie pendant l'hiver des années 1694 et 1695. (*Baglivi*, pag. 683.) *Hoffmann* rapporte qu'en 1700 il y eut une épidémie semblable à Breslaw, et en 1701 à Berlin.

Cette maladie est presque *endémique* dans les pays chauds. En Amérique, elle termine souvent la fièvre jaune.

---

(1) En 1814, j'aidai M. *Béclard* à pratiquer, à l'hôpital Saint-Louis, l'extirpation de la cuisse sur un adulte des plus robustes, qui, le soir même de l'opération, fut foudroyé par l'apoplexie.

L'apoplexie a paru héréditaire dans certains cas, c'est-à-dire que la plupart des membres d'une même famille morts d'apoplexie avaient tous été d'une constitution apoplectique (1). (WEPFER. *De Apopl.*, obs. 58.)

ARTICLE SIXIÈME.

SYMPTOMES.

Tantôt l'apoplexie frappe inopinément ; d'autres fois elle est annoncée par une série de phénomènes avant-coureurs : de là la division des symptômes de cette maladie en *précurseurs*, et en *essentiels*, ou *de l'attaque.*

Symptômes précurseurs. Les symptômes précurseurs, plus ou moins nombreux, plus ou moins apparens, réunis, combinés entre eux de mille manières, sont en général les suivans : tendance à l'assoupissement, surtout après le repas ; sommeil profond, ronflant ; convulsions dans les muscles de la face, injection des conjouctives, cercle bleuâtre autour des orbites,

---

(1) On trouve encore dans les éphémérides de la nature (de cur. ann. 1 , obs. 50) un exemple fort remarquable de ces apoplexies héréditaires. *Hoffmann* pense que le principe d'hérédité réside uniquement dans une mauvaise disposition originaire du cerveau.

diplopie, cécité subite, apparence de bleuettes lumineuses, surtout pendant la nuit; affaiblissement de l'ouïe, du goût, de l'odorat ; épistaxis fréquens ; quelquefois incapacité de sentir les odeurs par l'une des narines, d'autres fois insipidité de la moitié de la langue, qui paraît au malade difficile à mouvoir; bégaiement, grincemens de dents pendant le sommeil, terreurs paniques, rêves effrayans, tintemens, bourdonnemens d'oreilles (1), vertiges, céphalalgie plus ou moins étendue, hémicranie, étourdissemens répétés, engourdissement des membres d'un côté, fourmillemens dans ces parties, crampes des mollets, nausées, vomissemens bilieux, etc.

Tous ces symptômes sont souvent très-insignifians; des personnes les ont éprouvés sans avoir eu d'apoplexie : d'ailleurs la plupart d'entre eux sont communs à cette maladie et aux autres affections cérébrales.

____

(1) Je pense que les bourdonnemens et tintemens d'oreilles ne sont rien moins que nerveux et imaginaires, comme on le croit; mais qu'ils dépendent toujours de l'embarras de la circulation cérébrale, et qu'ils ne sont qu'une répétition (modifiée et exaltée par la sensibilité du malade) des battemens des artères carotides, si voisines de l'organe de l'ouïe.

Symptômes essentiels ou *de l'attaque*. Au début de l'attaque, lorsqu'il n'y a encore qu'un médiocre engorgement des vaisseaux, les symptômes qui s'observent sont ceux de la congestion cérébrale : trouble des facultés intellectuelles, gonflement des veines jugulaires, rougeur, tuméfaction et stupeur de la face, battement des artères carotides et temporales, pouls plein et accéléré au bras, presque insensible aux extrémités inférieures ; chaleur brûlante, ecchymoses, vibices sur différentes parties, principalement aux tempes, au vertex et au front ; distorsion de la bouche vers l'une de ses commissures, hémiplégie incomplète, etc. La compression du cerveau n'est pas encore assez forte pour abolir ses fonctions et faire cesser ses relations avec les muscles de la volonté.

Quelquefois l'attaque se borne à ce degré ; les accidens se dissipent promptement ; la congestion sanguine disparaît. Le plus souvent cependant celle-ci continue de s'accroître ; dans quelques cas même, l'engouement des vaisseaux est porté au point que le cerveau, affaissé sous leur poids, cesse d'agir comme s'il y avait épanchement, et que tous les symptômes d'une violente apoplexie se déclarent.

L'effort hémorrhagique allant toujours croissant, il arrive enfin un moment où les vaisseaux, distendus outre mesure, ne pouvant plus résister à l'impulsion du sang, leur tissu se déchire ou leurs capillaires s'ouvrent; le sang s'épanche; l'hémorrhagie s'effectue. Alors abolition subite et plus ou moins complète de la sensibilité et du mouvement dans les membres d'un côté, ou seulement dans quelques muscles, tels que ceux de la langue ; stupeur profonde, état comateux, perte de connaissance, mutisme ou sons inintelligibles; déglutition plus ou moins gênée, constipation; contorsion de la bouche, qui, entraînée vers la commissure saine, reste béante du côté paralysé ; épaississement remarquable de la langue, dont la pointe se dévie vers le côté du corps privé de vie, en sens inverse de la bouche; respiration lente, calme, comme suspirieuse; pouls dur, rare et lent; face pâle ou d'un rouge violacé, offrant, dans ce cas, l'aspect de l'ivresse; yeux saillans, rouges et humides; pupilles dilatées ou resserrées, ordinairement immobiles, surtout celle du côté paralysé. Cet état s'aggrave de plus en plus; l'hémiplégie devient plus profonde (1);

____

(1) Le cerveau n'étant le distributeur que des sensibilité et contractilité animales ou de relation, il ne doit pas paraître étonnant que les membres paralysés ne tombent pas en gangrène; en effet ces deux propriétés

le malade, sourd et muet, est insensible à toutes sortes d'irritations extérieures; quelquefois les membres paralysés sont agités de convulsions, les yeux se fanent, deviennent *vitrés*, comme on le dit; la cornée se ride et se trouble, la rétine devient de plus en plus impassible à l'impression de la lumière, les pupilles restent immobiles; la respiration s'altère par degrés, et devient stertoreuse; l'haleine se gèle, les lèvres se boursoufflent, la bouche se tord davantage, les dents grincent avec bruit; des mucosités glaireuses et sanguinolentes découlent des commissures des lèvres et du nez; les joues, distendues à chaque expiration, simulent l'action du fumeur; la déglutition devient impossible; les liquides avalés passent dans la trachée-artère, et provoquent la toux; d'autres fois ils tombent avec bruit à travers le pharynx paralysé; les urines et les excrémens sortent involontairement. Enfin les extrémités se refroidissent; la face se couvre de sueur; le pouls, qui s'était ralenti dès que la congestion cérébrale avait cessé, s'accélère de nouveau, faiblit par degrés, et s'éteint

---

vitales sont seules abolies, la nutrition y souffre peu; aussi n'éprouvent-ils d'autre altération qu'un certain degré d'amaigrissement.

bientôt avec la respiration et la vie. Quelquefois un léger délire précède la fatale seconde.

L'apoplexie foudroyante atteint de suite ce degré de gravité. L'homme, frappé inopinément comme d'un coup de foudre (*ab ictu fulminis*, HOFF.), tombe sur-le-champ, privé de connaissance et paralysé; du sang jaillit parfois des yeux, des oreilles, de la bouche et du nez; en peu d'heures, quelquefois même en un instant, la respiration devient stertoreuse, le pouls imperceptible, et le malade succombe.

L'apoplexie passive n'est jamais aussi subite; elle débute souvent d'une manière insensible; l'épanchement se fait lentement, quelquefois même s'accroît jusqu'à la mort; les symptômes vont toujours en augmentant, et sont tout autres que ceux de l'apoplexie active, comme nous le verrons à l'article *diagnostic*.

Lorsque l'hémorrhagie cérébrale doit avoir une terminaison heureuse, les symptômes s'améliorent par degrés; le malade recouvre insensiblement sa connaissance, la face sa sérénité, l'œil son brillant et son expression, la bouche sa rectitude naturelle; la langue se délie, l'appétit se réveille, le pouls reprend son rhythme habituel; enfin un léger fourmillement, ressenti dans les membres perclus, y annonce le retour prochain de la vie. Quelquefois une sécrétion abondante d'urine, une diarrhée, des épistaxis répétés, un flux hémorrhoïdal copieux, ou l'apparition des règles, deviennent le signal de l'amélioration, et les indicateurs de la guérison.

ARTICLE SEPTIÈME.

PROGRESSION DE LA MALADIE, APPRÉCIATION DE SES SYMPTOMES.

La marche de l'apoplexie est, comme on le voit, très-irrégulière; tantôt elle est portée dès son début au plus haut degré d'intensité; quelquefois même elle tue instantanément; d'autres fois l'apoplectique n'arrive que *pedetentim* à la mort.

Une seule chose constante, c'est que, dans les cas heureux, le rétablissement n'est jamais subit; le retour à la santé est toujours très-lent et progressif.

L'observation m'a montré une variété de la marche de l'apoplexie fort remarquable. L'état du malade, qui depuis plusieurs jours était stationnaire, ou même amélioré, s'aggrave tout à coup. La mort, résultat ordinaire de ce changement, est due, soit à la formation d'un second épanchement dans une autre partie du cerveau, soit à une nouvelle accumulation de sang dans la première caverne. Cette succession rapide de plusieurs attaques ne se remarque guère que dans les apoplexies actives. chez les sujets d'une constitution éminemment apoplectique. L'effort hémorrhagique, qu'on avait eu la plus grande peine à vaincre, se renouvelle sitôt qu'on se relâche sur les antiphlogistiques , et surtout quand on emploie prématurément les excitans. J'ai vu deux fois cet accident mortel déterminé par l'application des sinapismes au deuxième jour de l'attaque.

Presque tous les symptômes de l'apoplexie sont variables, un petit nombre seulement sont constans. Tous les précurseurs sont du premier ordre. Parmi ceux de l'attaque il n'en est même que deux d'invariables, le trouble des sens et des facultés intellectuelles, et la paralysie; encore faut-il, pour être de poids dans le diagnostic , qu'ils apparaissent subitement et qu'ils soient durables. Tous les autres symptômes sont plus ou moins incertains. Ainsi le pouls est tantôt dur, plein et développé, d'autres fois petit et concentré : il est fréquent au commencement de l'attaque et pendant toute la durée du *moli-men hæmorrhagiæ ;* il se ralentit ensuite, et devient rare dès que l'épanchement est achevé;

enfin il s'accélère de nouveau, et s'éteint aux approches de la mort (1). La respiration, calme dans les premières heures, devient stertoreuse aux derniers momens. La sterteur, que les auteurs donnent pour signe certain, manque souvent. La face est tantôt pâle, tantôt rouge et violette (2); mais elle a pourtant d'assez constant de porter l'empreinte d'une stupeur particulière : ses traits égarés marquent l'étonnement.

La constipation est, comme on le sait, commune au début de presque toutes les maladies aiguës; il en est de même des déjections involontaires dans les derniers instans.

La langue, épaisse et humide dans l'apoplexie simple, est rouge et sèche lors de la complication de gastrite.

Hoffmann, Sennert, Forestus, Bayle, Sydenham, etc., ont tous noté la perte subite de connaissance et de sentiment comme signe ca-

---

(1) Il est encore assez ordinaire que le pouls soit différent aux deux bras, qu'il soit moins fort et plus lent du côté paralysé; phénomène qui dure tant que l'hémiplégie subsiste.

(2) Le degré de rougeur ou de pâleur de la face est toujours en raison du volume de l'épanchement. Chez un sujet replet, son extrême pâleur indique une hémorrhagie formidable.

ractéristique de l'apoplexie. Cette atteinte portée aux fonctions cérébrales peut exister à des degrés variés, depuis le simple étourdissement jusqu'à l'entière abolition des facultés intellectuelles : les nuances intermédiaires ont même reçu chacune un nom particulier (1).

La paralysie, second phénomène invariable de l'apoplexie , envahit ordinairement toute une moitié latérale du corps (hémiplégie). *Sennert* dit avoir observé une apoplexie de la moelle épinière dans laquelle les extrémités inférieures étaient seules paralysées (paraplégie). Un œil, la langue, les muscles de la déglutition, sont parfois le siége exclusif de la paralysie.

Les pupilles , dilatées ou resserrées, sont toujours immobiles au début d'une forte attaque.

Un troisième phénomène, qu'on pourrait encore regarder comme invariable, est la déviation de la pointe de la langue vers le côté hémiplégique, en sens inverse de celle de la bouche. Jusqu'à présent on n'a pu donner d'explication valable de cette particularité (2). J'espère que

---

(1) *Stupeur, assoupissement, carus , cataphora,* etc.

(2) Quelques médecins avaient cru que la langue n'était point frappée de paralysie , que sa direction n'était nullement changée, et qu'elle ne paraissait déviée que parce que la bouche l'était elle-même; mais

celle que je vais proposer se rapprochera davantage de la réalité.

Les *stylo-glosses* sont, comme on le sait, les muscles qui opèrent les mouvemens latéraux de la langue. Ces muscles se rendant obliquement d'arrière en avant et de dehors en dedans, des apophyses styloïdes sur les côtés de cet organe, et leurs fibres ne se prolongeant pas au-delà de sa moitié postérieure, il résulte nécessairement de cette disposition anatomique que, lorsque ces muscles se contractent isolément, les deux extrémités de la langue doivent éprouver des mouvemens contraires, que la base est entraînée vers le muscle qui agit, tandis que la pointe, par un véritable mouvement de rotation entièrement passif, se dirige du côté opposé.

Or, comme dans l'hémiplégie cette contraction isolée (celle du muscle sain) est permanente, la langue reste constamment déviée, et ne peut même perdre cette direction vicieuse dans les différens mouvemens que lui font subir ses autres muscles. Aussi, quand on la fait sortir de la bouche, se contourne-t-elle aussitôt vers le côté hémiplégique, en sens inverse de la distor-

---

il est prouvé jusqu'à l'évidence que la langue est réellement paralysée, et que sa déviation est indépendante de celle de la bouche.

sion de la bouche ; ce qui, lui donnant l'apparence d'être mue par des muscles paralysés, semble lui faire faire l'exception la plus extraordinaire aux lois immuables de la paralysie, tandis qu'elle n'en offre qu'une nouvelle application.

Dans la plupart des apoplexies actives ou sthéniques, la perte du mouvement est souvent avec accroissement de la sensibilité et roideur des muscles perclus.

Dans l'apoplexie passive, l'abolition de ces deux propriétés vitales est simultanée, et les membres qui l'éprouvent restent dans un état de laxité et de mollesse. « *Plurimis duplex paralyseos species statuitur, altera à laxitate, altera ab extensione.* » (COELIUS AURÉLIANUS, *de morb. chronic.*, lib. 2, cap. 1.)

ARTICLE HUITIÈME.

DURÉE ET TERMINAISON.

Rien n'est plus variable que la durée de l'apoplexie ; elle est toujours en raison du volume de l'épanchement, de la constitution et de l'âge du malade, de la célérité et de la plus ou moins juste application des moyens curatifs.

En général, la durée de l'apoplexie est très-courte dans trois circonstances ; 1.⁹ quand l'effort hémorrhagique avorte, que la maladie se borne à une simple congestion cérébrale; 2.º lorsque quelques gouttes de sang seulement ont été exsudées; 3.º enfin, dans l'apoplexie foudroyante. Dans le premier cas, le retour à la santé est, pour ainsi dire, instantané : un rétablissement plus lent caractérise l'épanchement de quelques gouttes de sang. Dans une apoplexie ordinaire la guérison ne s'opère guère avant le vingtième ou le trentième jour : dans quelques cas même, il en reste encore des traces après plusieurs mois.

Il est un symptôme qui disparaît beaucoup plus lentement que les autres, auxquels il survit quelquefois des années entières; c'est la paralysie. Rarement, chez les adultes les mieux constitués, elle se dissipe avant trois ou quatre mois. Chez les vieillards il est rare qu'elle cesse complètement ; elle laisse dans les parties qui en étaient le siége un certain degré d'engourdissement, de débilité et de maigreur, qui persiste quelquefois toute la vie. D'autres malades ne recouvrent qu'imparfaitement le libre exercice de leurs facultés mentales; ils restent stupides, ou tombent dans un état de démence. (*Esquirol.*)

Un embarras dans la prononciation, une distorsion de la bouche et de la langue, un larmoiement involontaire, l'affaiblissement de quelques sens, la perte de la vue, de l'ouïe, l'oubli de certains mots, sont encore autant d'accidens consécutifs de l'apoplexie que j'ai observés.

La mort est la terminaison la plus fréquente de cette maladie : dans les cas où la congestion cérébrale suffit pour la déterminer, elle est toujours très-prompte.

M. *Rochoux* et autres prétendent que, quelque foudroyante que soit l'apoplexie, la mort n'arrive jamais avant le deuxième jour. J'ai par-devers moi des faits qui m'autorisent à affirmer le contraire. Le 24 mars 1818, j'ouvris le cadavre d'une apoplectique, chez laquelle la mort avait, pour ainsi dire, été le premier symptôme de l'attaque. 'Dans la huitième observation du recueil de *Wepfer*, la mort eut lieu au bout d'une heure.

Dans ces cas, l'hémorrhagie se fait par rupture des vaisseaux (1); la désorganisation de l'encéphale est extrême, l'épanchement considérable. Lorsque l'attaque, sans être foudroyante, doit avoir une terminaison funeste, la mort arrive du quatrième au douzième jour.

____

(1) Les communicantes de *Willis*, les artères inférieures du cervelet, ou le carré basilaire, sont déchirées.

Quand les reliquats de l'apoplexie se prolongent plusieurs mois, ils deviennent souvent symptômes avant-coureurs d'une nouvelle attaque. Dans certains cas, ces accidens consécutifs sont entretenus par la torpeur du cerveau, état que ce viscère conserve quelquefois même très-long-temps après la disparition du caillot; plus souvent leur prolongation est due à la lenteur de la résorption du sang; d'autres fois enfin ils sont déterminés par une altération organique du cerveau succédanée à l'apoplexie, telle qu'une accumulation démesurée de sérosité dans la caverne apoplectique ou les ventricules, la formation d'un vaste kyste, le ramollissement de la pulpe cérébrale.

Nulle maladie n'est aussi sujette aux récidives que l'apoplexie; cela est si vrai, qu'il suffit qu'un homme en ait été frappé une fois pour qu'il soit voué à mourir de nouvelles attaques. On peut prédire une rechute prochaine, si on observe le relâchement des lèvres et des paupières, le bégaiement, l'affaiblissement de la vue et de l'ouïe, la diminution ou la perte complète de la mémoire, l'assoupissement, un certain degré d'obésité, etc. Tout à coup le malade devient morose, triste, et perd connaissance; peu à peu sa respiration s'embarrasse, et il meurt quelquefois même avant qu'on ait remarqué cet accroisse-ment morbifique.

Ces rechutes sont plus ou moins fréquentes, plus ou moins tardives, selon l'assiduité que met le malade à observer le traitement préservatif qui lui a été conseillé.

ARTICLE NEUVIÈME.

OUVERTURE DES CADAVRES, ANATOMIE PATHOLOGIQUE.

§. I. *Examen de la cavité du crâne et du cerveau.*

Je ferai deux classes des désorganisations cérébrales que détermine l'apoplexie. La première comprendra les *désordres essentiels primitifs*; la seconde, *les essentiels consécutifs*. J'examinerai de plus, sous forme d'appendice, diverses lésions qui coïncident parfois avec l'hémorrhagie cérébrale, ou qui en simulent les symptômes.

1ᵉʳᵉ SÉRIE. *Désordres essentiels primitifs.*

Le ramollissement du cerveau précurseur de l'apoplexie, l'engorgement des vaisseaux sanguins, premier effet, et l'épanchement apoplectique, complément de l'effort hémorrhagique , composent cette série.

Ramollissement précurseur. Comme, dans les premiers jours de l'apoplexie, on trouve constamment la substance cérébrale voisine de l'épanchement ramollie , et pour ainsi dire triturée avec le sang, il serait déplacé de vouloir affirmer que cette désorganisation a précédé l'épanchement plutôt qu'elle n'en a été l'effet. Je ne crois guère au ramollissement primitif. M. *Rochoux ,* qui l'admet , pense qu'il est toujours la cause prochaine de l'apoplexie , et que c'est à lui que sont dus , dans la plupart des cas , les symptômes précurseurs. M. *Pariset ,* qui partage cette opinion (Journal de l'Empire, 7 février 1811), croit de plus que ce ramollissement dépend d'une prédisposition anévrismatique du cœur. *Brichetau* est au contraire de mon avis ; il croit que les désordres cérébraux sont toujours consécutifs.

Injection des vaisseaux. A l'ouverture du crâne on ne trouve souvent, au lieu d'un épanchement sanguin, auquel on s'attendait , qu'un engorgement des vaisseaux. Cette injection, qui a suffi pour donner la mort , est quelquefois si considérable , que les méninges sont couleur de sang , que ce liquide découle en abondance des incisions qu'on pratique au cerveau , et que les vaisseaux paraissent variqueux.

Le plus ordinairement l'engorgement sanguin est général , quelquefois cependant il est borné à une portion ou à la moitié du cerveau. C'est surtout dans cette dernière circonstance qu'il peut simuler l'épanchement hémorrhagique.

Enfin il est rare que ce dernier ne soit pas accompagné de l'injection des vaisseaux cérébraux. Quoiqu'il soit assez probable que, dans un grand nombre d'apoplexies, ces vaisseaux sont malades bien antérieurement à l'attaque , jamais on ne trouve sur les cadavres de trace de leurs lésions.

Epanchement. Le siége de l'épanchement apoplectique varie. Les parties du cerveau qu'il occupe le plus communément sont, de l'observation de *Morgagni*, les corps cannelés ou striés. Ce médecin explique la prédilection de l'apoplexie pour ces [organes, par le plus grand développement relatif de leurs vaisseaux (1). *Morgagni* dit encore que la moitié droite du cerveau est

______

(1) J'ai souvent produit des apoplexies artificielles,dans les corps striés et les couches optiques , en poussant avec force un liquide coloré par les carotides.

plus souvent affectée que la gauche. L'auteur d'une thèse soutenue en 1815, déférant à son opinion, attribue la plus grande fréquence de l'apoplexie dans l'hémisphère droit à l'habitude de se coucher à droite, d'exercer davantage le bras de ce côté, et surtout à la disposition anatomique de la carotide droite, laquelle étant beaucoup plus parallèle au tronc de l'aorte que la gauche, et offrant un plus gros calibre, permet au sang d'aborder son canal plus facilement et en plus grande quantité.

Après les corps cannelés, les couches des nerfs optiques et la substance cérébrale qui les entoure, sont le plus souvent affectées d'apoplexie. Viennent ensuite le centre médullaire des hémisphères, leurs parties latérales, la croûte corticale du cerveau, les environs de la scissure de *Sylvius*, le cervelet, la protubérance annulaire, la moelle épinière, etc. Cette dernière partie est très-rarement le siége d'apoplexie. Je n'ai jamais vu d'épanchement sanguin primitif dans le canal rachidien. On n'en possède que deux exemples bien avérés ; celui que rapporte *Sennert*, et celui observé par *Boerhaave*, que cite *Morgagni* (epist. 4, lib. 3, art. 3, pag. 29).

Les apoplexies qui tuent subitement ont presque toutes leur siége dans le cervelet. L'apoplexie des couches des nerfs optiques et des corps striés détermine ordinairement la cécité. La présence du caillot dans le centre médullaire se décèle constamment, dit M. *Recamier*, par le mutisme. Deux faits que j'ai recueillis en 1817 à l'hôpital Necker me font présumer que la perte de mémoire qui s'observe quelquefois tient à ce que l'épanchement occupe la partie postérieure des hémisphères. M. *Récamier* a consigné une observation semblable dans les mémoires de la société médicale d'émulation, an 5. Toutes ces particularités ont besoin d'être confirmées par des faits plus nombreux.

Nous voilà arrivés au point le plus intéressant de l'histoire de l'apoplexie, à celui de décrire les divers états où se trouve le sang épanché à toutes les époques de la maladie; les métamorphoses nombreuses et variées que la nature fait subir au caillot, et l'appareil qu'elle déploie pour tarir cette source de tous les accidens.

Cette merveille, entrevue depuis long-temps par *Morgagni*, *Hoffmann* et autres, a reçu un nouveau jour des travaux de *Marandel* (Dissert. sur les irritations, in-4.° 1807), de *Riobé*, de *Rochoux*, et de *Cruveilhier*.

L'examen d'un grand nombre de cadavres d'apoplectiques morts à toutes les époques de l'hémorrhagie m'a permis de prendre , pour ainsi dire , la nature sur le fait : aussi espéré-je donner la description la plus complète de ce phénomène anatomico-physiologique. En voici d'abord les bases : une fausse membrane, semblable aux séreuses, se développe peu à peu et s'organise à la longue autour de l'épanchement sanguin. Bientôt cette membrane met le dernier cachet à sa nature séreuse, en exhalant des gouttes de sérosité dans la caverne apoplectique ; ce liquide, continuellement renouvelé, délaie couche par couche le caillot ; les particules, détachées et rendues liquides , sont absorbées à mesure. Ce pénible travail ne cesse ordinairement qu'après la disparition des derniers linéamens sanguins. Alors la sérosité, devenue inutile , rentre à son tour dans le torrent de la circulation ; les parois de la cavité se rapprochent graduellement, et bientôt une cicatrice plus ou moins intime les réunit.

Examinons maintenant ces phénomènes dans tous leurs détails, et suivons pas à pas et avec ordre leur progression.

La mort étant arrivée dans les deux ou trois premiers jours, on trouve un épanchement de sang toujours très-considérable dans une partie quelconque du cerveau ; ce sang, partie liquide,

partie concret, est mêlé et comme malaxé avec
la substance cérébrale environnante. Les parois
de la caverne qui le recèle sont déchirées, ramollies, et très-rouges; à leur surface on voit
quelquefois les orifices béans des vaisseaux rompus (1). Il n'y a pas encore la plus légère apparence du travail cicatrisant.

Du sixième au douzième jour, la rougeur des
parois de la cavité apoplectique est déjà mêlée
d'une teinte jaunâtre; déjà aussi elles ont perdu
leur mollesse et ont pris un certain poli; elles ne
paraissent plus déchirées comme dans les premiers jours. Dans une épaisseur de deux ou
trois lignes autour, la pulpe cérébrale est parsemée d'une foule de petits caillots du volume
d'une tête d'épingle. Le sang du foyer est encore
assez mou, mais il est déjà décoloré.

A une époque plus reculée, du vingtième au

---

(1) J'ai surtout bien constaté la déchirure des vaisseaux dans les apoplexies foudroyantes, en injectant de
l'encre par les carotides. A chaque coup de piston le liquide jaillissait des orifices des vaisseaux rompus, et
s'épanchait dans la caverne. J'ai tenté la même expérience
dans une apoplexie ventriculaire passive; les parois des
ventricules qui étaient intactes sont restées sèches, preuve
irrécusable que l'hémorrhagie s'était faite alors par simple
exhalation.

vingt-cinquième jour, par exemple, la consistance du caillot a beaucoup augmenté ; il remplit encore la caverne , mais il a cessé d'adhérer à ses parois. Celles-ci, déjà plus dures que la substance cérébrale environnante , sont d'un jaune cuir de bottes ; leur surface , sillonnée de petites stries rougeâtres , est luisante , tomenteuse , comme veloutée.

Cet endurcissement des parois de la caverne est le premier rudiment de la fausse membrane qui s'y serait développée par la suite , si le malade eût vécu plus long-temps.

Lorsque la vie se prolonge, cette membrane fait chaque jour des progrès vers sa confection ; la dureté du cirque de la cavité apoplectique se prononce de plus en plus , en même temps qu'elle se concentre davantage. La couleur jaune s'éclipsant par degrés , se retranche aussi dans les couches les plus centrales , et les parois de la caverne deviennent en conséquence plus distinctes. Ainsi , au bout de deux ou trois mois , elles apparaissent sous la forme d'un feuillet d'une à deux lignes d'épaisseur, continu extérieurement avec la pulpe cérébrale , dont il se distingue par sa plus grande consistance et une légère teinte citrine. Ce feuillet est humide, lisse à sa surface cavernale , où il revêt l'aspect d'une membrane synoviale.

Dès-lors le caillot ne remplit plus exactement la cavité ; il est isolé au milieu d'elle par une quantité plus ou moins grande d'une sérosité rougeâtre. Il paraît formé de plusieurs couches, dont la consistance et la couleur feuille-morte diminuent du centre à la circonférence.

Six mois, un an, deux ans suffisent ordinairement pour l'entière organisation de la membrane ; mais, à cette époque, elle n'est pas encore parfaitement distincte de la substance du cerveau ; néanmoins on peut la rendre apparente en la soulevant avec la pointe d'un scalpel. Elle paraît alors sous la forme d'un réseau très-lisse, d'un blanc citrin, étendu à toute la surface de la cavité et parsemé de lignes rouges, véritables vaisseaux sanguins encore peu développés. La caverne, diminuée d'ampleur, est remplie d'une sérosité limpide ou trouble, incolore ou rougie, au milieu de laquelle nage un petit caillot presque complètement décoloré.

Cependant la fausse membrane exerce ses fonctions avec activité ; la sérosité qu'elle exhale détache chaque jour une parcelle du caillot. Quand celui-ci est entièrement ou à peu près résorbé, la sérosité rentre dans le torrent des humeurs, et la cicatrice se forme.

Lorsque l'épanchement est peu considérable,

la guérison ne se fait pas si long-temps attendre, le sang disparaît souvent avant que la membrane ait été complètement organisée.

Tantôt la réunion de la caverne apoplectique est exacte, et alors une simple dépression linéaire en indique le siége ; d'autres fois ses deux lèvres sont tenues écartées à une certaine distance par une foule de filamens jaunâtres qui leur adhèrent fortement. Ces filamens (qui ne sont peut-être que des restes de fibrine) se croisent en différens sens, et forment ainsi un tissu dont les mailles, plus ou moins serrées, sont encore infiltrées de sérosité ou d'une sorte de gelée tremblotante.

Voici un troisième mode de cicatrisation non moins remarquable. Dans certains cas, toute la sérosité n'est pas résorbée après le caillot ; il en reste une partie, qui, se coagulant en une couche albumineuse plus ou moins épaisse, agglutine intimement les parois de la caverne. On peut néanmoins écarter les lèvres de celle-ci, et découvrir ainsi dans leur intervalle une petite cavité longitudinale à parois fermes, résistantes, jaunâtres, humides et polies. On peut aussi rendre évidente la fausse membrane qui la tapisse en enlevant lame par lame la substance cérébrale qui la recouvre. Au centre de cette cavité, on trouve quelquefois un peu de sérosité, ou un petit grumeau fibreux décoloré.

Dans quelques autres cas, la nature guérit le malade en faisant succéder un petit kyste séreux à l'épanchement sanguin. Alors l'absorption ne reprend pas toute la sérosité qui est exhalée ; celle-ci s'accumule peu à peu, et finit par remplir la caverne, débarrassée depuis long-temps du caillot ; la fausse membrane s'organise et se transforme en un vrai kyste.

Tantôt ce kyste persiste toute la vie ; d'autres fois les absorbans le minent par degrés, et le font disparaître au bout d'un certain temps.

Quand il est peu volumineux, il ne détermine aucun accident ; seulement il entretient et perpétue quelquefois la paralysie. Mais, quand il acquiert des dimensions outrées, il finit par tuer le malade. Le médecin qui ouvre alors le cadavre croit souvent voir une apoplexie séreuse ou un kyste essentiel. Ces kystes présentent seuls la fausse membrane apoplectique parfaite et distincte du reste du cerveau. Elle est lisse, épaisse, résistante, d'un tissu fibreux parsemé de vaisseaux sanguins plus ou moins apparens ; sa face cavernale paraît, à la loupe, hérissée de petits poils très-fins. On constate très-bien cette organisation en faisant sécher la membrane et l'exposant entre l'œil et la lumière, ou en la faisant flotter dans l'eau.

C'est *Riobé* qui s'est occupé le premier et avec le plus de succès de la théorie des kystes apoplectiques. Il se demande si ces poches sans ouverture sont le produit d'une exhalation albumineuse analogue à celle qui a lieu à la surface des plaies récentes, ou bien si elles sont dues à une transformation membraneuse de la substance cérébrale qui se trouve en contact avec le sang épanché. Il semble pourtant se fixer à la dernière idée. *Bricheteau* se prononce au contraire pour la première, et prétend que l'exsudation est le résultat de l'irritation produite par le caillot sur la portion du cerveau qui le recouvre. Pour moi, je partage entièrement l'avis de *Riobé*. Je pense que l'enveloppe kystiforme n'est rien autre chose que la fausse membrane apoplectique ordinaire, dont l'organisation est plus achevée, et que cette membrane n'est elle-même que la transformation celluleuse de la couche cérébrale qui entourait l'épanchement.

Le cerveau des apoplectiques conserve donc toujours des traces des diverses attaques qu'ils ont essuyées. Tantôt ce sont des cicatrices plus ou moins larges, avec dépression, plus grande consistance, et changement de couleur de la substance cérébrale ; d'autres fois, des kystes séreux plus ou moins volumineux. Dans les cas où le malade a éprouvé plusieurs attaques d'apoplexie avant que de mourir, on peut, en comparant entre elles les diverses lésions qu'on trouve à l'autopsie, distinguer facilement celles qui appartiennent à chaque attaque, et déterminer avec certitude le degré d'ancienneté de chaque apoplexie, en ayant égard à l'état du caillot et à ses diverses altérations, à la longueur, la largeur, la consistance des cicatrices, au degré d'organisation de la fausse membrane et des kystes.

Dans les apoplexies des ventricules, le sang subit les mêmes métamorphoses que dans les cavernes apoplectiques (1). Il ne s'y forme pas de fausse membrane, l'arachnoïde y suppléant avantageusement ; seulement celle-ci s'altère,

---

(1) Lorsque le volume de l'épanchement n'excède pas de beaucoup la capacité des ventricules, à part leur agrandissement, on n'y remarque aucune lésion ; mais, quand le contraire à lieu, le sang, après les avoir remplis, déchire leurs parois, et se répand au loin dans la substance du cerveau. Il est encore assez ordinaire que les apoplexies par rupture, siégeant dans leurs environs, se fassent jour dans leur cavité, après avoir déchiré la cloison de pulpe cérébrale qui les séparait de la caverne-apoplectique.

s'épaissit, et devient opaque. Les ventricules ne s'effacent point ; l'exhalation séreuse qui se fait habituellement à leur surface, et qui se continue après la résorption du caillot, s'oppose à leur oblitération.

Les hémorrhagies de la surface du cerveau étant très-promptement mortelles, à cause de la compression générale de l'organe par une énorme quantité de sang, on n'a pu jusqu'à présent découvrir le moyen de guérison qu'emploierait la nature en pareil cas ; ce serait sans doute le même que pour les apoplexies ventriculaires.

L'apoplexie des nouveau-nés est toujours foudroyante, et la mort instantanée.

Le sang épanché est constamment liquide et en très-petite quantité ; le plus souvent même il n'y a qu'un engorgement des vaisseaux cérébraux.

II.ᵉ SÉRIE. *Désordres essentiels consécutifs.*

Il n'est que deux affections cérébrales essentiellement consécutives à l'apoplexie : 1.° *l'épanchement séreux* dans la caverne apoplectique ; 2.° *le ramollissement* de la substance cérébrale qui l'avoisine.

Épanchemens consécutifs. J'ai fait plus haut la description de ces épanchemens en parlant des kystes séreux.

Ramollissement consécutif. Ce ramollissement diffère essentiellement de la désorganisation du cerveau concomitante de l'attaque. Le ramollissement concomitant ou primitif est toujours borné aux environs du caillot ; la pulpe cérébrale affectée est d'un rouge plus ou moins foncé, et parsemée d'une foule de globules sanguins. Le ramollissement consécutif s'étend bien davantage : la portion ramollie se distingue du reste du cerveau par une couleur jaune rougeâtre, un tissu moins ferme et plus nacré. Il est impossible d'y reconnaître la substance cérébrale, sa désorganisation a été complète. On trouve quelquefois plusieurs foyers purulens dans la masse ramollie ; très-souvent la caverne apoplectique, dont les parois sont réduites en bouillie, contient encore des restes de fibrine, ou même un caillot plus ou moins gros et plus ou moins décoloré. Voici comment se développe ce ramollissement : le travail de la cicatrisation cesse de se faire par une cause inconnue, la substance cérébrale qui entoure la cavité apoplectique ; loin de se durcir, se ramollit chaque jour ; la désorganisation se propage au loin , et envahit quelquefois tout un hémisphère.

A ces deux désordres consécutifs on devrait peut-être ajouter encore *l'endurcissement du cerveau*. Je l'ai en effet rencontré sur trois apoplectiques. La substance cérébrale était d'un jaune de cartilage, dans une étendue de plusieurs pouces , autour de l'épanchement ; mais , comme le caillot était encore assez volumineux , je ne pus déterminer la part que cette désorganisation avait eue dans la production de la mort.

La description que je viens de donner des diverses lésions apoplectiques n'a été tracée que d'après de nombreuses autopsies cadavériques ; je n'y ai pas avancé un fait que je n'aie vu et constaté plusieurs fois : on peut donc compter sur son exactitude , et la regarder comme une des plus fidèles.

J'aurais pu citer à son appui observations sur observations ; mais celles-ci n'ayant fait qu'augmenter le volume de cet ouvrage sans rien ajouter à son intérêt, j'ai dû m'en abstenir, et me borner à en exposer les résultats. Je ferai néanmoins une exception en faveur des deux observations les plus curieuses que je possède ; je les rapporterai avec d'autant plus de plaisir, qu'outre le mérite de la rareté , elles auront celui de

pouvoir prouver aux pitoyables détracteurs de
la médecine que cet art triomphe souvent des
cas les plus désespérés.

La première est celle d'une femme qui ne suc
comba qu'à la quatrième attaque ; l'autre est
également d'une femme qui dut la guérison d'un
grave apoplexie à la transformation de la cavern
apoplective en un kyste séreux parfaitement or
ganisé.

Ire OBSERVATION. — *Quatre attaques d'apoplexie
dont la dernière a été mortelle.*

Hôpital Nec-
ker, salle
St. - Louis ,
n.° 10.

Marie-Antoinette Friquet , âgée de quarante
quatre ans , fut apportée à l'hôpital Necker l
13 février 1817, au cinquième jour d'une attaqu
d'apoplexie. Elle était dans l'état suivant :

Hémiplégie droite avec roideur des articula
tions : sensibilité obtuse générale ; cécité à droite
vue faible à gauche ; perte complète de la con
naissance et de la parole , distorsion de la bouch
vers la commissure gauche et béante de ce côté
pupilles dilatées , immobiles ; yeux fixes et en
tr'ouverts , expression de l'ivresse sur la face
contusion sur la pommette droite; stupeur pr
fonde ; respiration lente et ronflante; pouls rar
et étoffé , battemens du cœur forts , tumultueux
peau chaude et moite , lèvres violettes et gon

flées, bouche remplie d'écume, langue jaunâtre, très-épaisse , et déviée à gauche ; déglutition presque impossible ; ventre tendu non douloureux , déjections involontaires.

Prescription. Infusion d'arnica émétique un grain, lavement purgatif, saphène des deux pieds , vésicatoire à la nuque.

Grincemens de dents, délire pendant la nuit. Le lendemain matin retour de la stupeur, aggravation de tous les symptômes , mort dans la journée.

Voici les renseignemens que je recueillis sur madame Friquet. Ses règles s'étaient supprimées trois ans auparavant, à l'occasion de la perte d'un enfant chéri. Dans ce laps de temps elle avait éprouvé trois attaques d'apoplexie à quelques mois de distance. Elle conservait même encore de la dernière un reste d'hémiplégie à droite, lorsqu'elle fut frappée de la présente.

Autopsie cadavérique, faite vingt-cinq heures après la mort. — Surface du corps. Cadavre de cinq pieds trois pouces , d'une structure athlétique, muscles très-prononcés, formes durement exprimées, tête volumineuse, cheveux noirs très-touffus, cou gros et court, face livide , ecchymoses sur les régions cervicale et dorsale.

Ouverture du crâne , examen du cerveau.
— 1.º *Désordres* dus à la DERNIÈRE ATTAQUE.
Méninges très-injectées, petite quantité de sang
infiltré entre l'arachnoïde et la pie-mère, particulièrement sur le côté gauche du cerveau ; cir-
convolutions cérébrales fortement aplaties, surtout à gauche et postérieurement, substance assez ferme et rosée.

Six onces au moins d'un sang noir et concret
étaient épanchées au centre de l'hémisphère
gauche. La caverne qui logeait le caillot aurait
pu facilement cacher un œuf de poule. Ses parois étaient déchirées, comme mâchées et rou-
gies par le contact du sang ; le ramollissement
et la désorganisation s'étendaient à cinq ou six
lignes autour. Cette portion du cerveau ainsi
désorganisée était parsemée d'une foule de petits grumeaux sanguins. Au-devant de l'ergot de
Morand, existait une déchirure par laquelle le
sang de la caverne apoplectique s'était fait jour
dans le ventricule gauche. Le droit ne contenait
qu'un peu de sérosité rougeâtre.

TROISIÈME ATTAQUE, *datant de quatre mois.* La
caverne apoplectique ci-dessus décrite commu-
niquait encore, au moyen d'une déchirure de
la pulpe médullaire, à une autre petite caverne

située à la partie postérieure de l'hémisphère gauche. Celle-ci, qui portait tous les caractères d'une plus grande ancienneté , renfermait un petit caillot très-consistant, d'un rouge jaunâtre, libre et nageant au milieu de deux gros environ d'une sérosité roussâtre. La surface intérieure de la cavité était lisse, polie, d'un jaune citrin; ses parois très-dures avaient encore près de trois lignes d'épaisseur. Cette grande étendue de la désorganisation cérébrale, après quatre mois, attestait que l'épanchement avait été considérable. La fausse membrane, quoique peu distincte, n'en avait pas moins, comme on le voit, exercé ses fonctions avec succès.

DEUXIÈME ATTAQUE , *datant d'un an* (*hémiplégie gauche*). A six lignes environ de la surface du cerveau , dans sa partie latérale droite, existait une petite caverne qui aurait pu tout au plus admettre une noisette. Elle était remplie par un petit caillot , ou plutôt un petit paquet de fibrine d'un rouge clair, humide à sa surface, et seulement contigu à ses parois : celles-ci étaient encore plus dures et plus résistantes que dans la troisième attaque ; elles étaient aussi moins épaisses, et de couleur feuille-morte. Elles avaient intérieurement un poli velouté ; on y apercevait un lacis de lignes circulaires ; la pointe du scalpel plongée dans un de leurs points , et relevée par un mouvement de bascule , était arrêtée , au moment de se dégager , par une lame d'un tissu serré , d'apparence fibreuse et assez ferme. Ce feuillet n'était autre chose que la fausse membrane plus complètement organisée que dans la troisième attaque. La désorganisation cérébrale ainsi réduite , et le caillot sanguin ainsi miné , n'avaient sans doute plus été suffisans pour entretenir l'hémiplégie , car celle-ci avait entièrement cessé.

PREMIÈRE ATTAQUE , *datant de trente-deux mois* (*hémiplégie droite parfaitement guérie*). Le corps cannelé gauche , qui avait été le siége de cette première attaque , conservait encore une couleur jaunâtre. Il présentait à son milieu une petite fente longue de trois lignes, large de deux, qui menait à une cavité d'égale dimension. Celle-ci contenait quelques gouttes d'une sérosité limpide, sa surface d'un blanc mat avait le poli des poches synoviales ; ses parois, tout au plus épaisses d'une ligne et demie, étaient comme membraneuses et parfaitement distinctes du reste du cerveau par leur consistance, leur organisation et leur couleur citrine ; enlevées et placées entre l'œil et la lumière, leurs fibres devenaient plus évidentes; on y apercevait de petites stries rougeâtres, dirigées en différens sens, qui n'étaient sans doute que des vaisseaux sanguins encore peu développés.

Thorax. Le cœur était presque triplé de volume; les parois du ventricule gauche, dont la cavité était très-dilatée, avaient près de deux pouces d'épaisseur.

Abdomen. Rien de notable, seulement la surface muqueuse de l'estomac était assez rouge.

Cette observation est intéressante sous plus d'un rapport : 1.º elle montre les diverses métamorphoses qu'éprouvent le caillot et la portion du cerveau qui l'entoure; on peut, pour ainsi dire, y suivre toutes les gradations du travail curatif; 2.º elle prouve que la guérison peut être complète, quoique toutes les traces de l'épanchement et de la désorganisation du cerveau n'aient pas disparu; 3.º enfin elle met hors de doute que l'apoplexie n'est pas au-dessus des ressources de la nature et de l'art. L'opiniâtreté de l'hémorrhagie à se renouveler chez madame Friquet, tenait certainement à la disposition anévrismatique du cœur.

IIe OBSERVATION. *Mort produite par une seconde attaque d'apoplexie. — Kyste séreux consécutif à la première.*

Madame Tanadé, âgée de cinquante-quatre ans, avait eu une première attaque d'apoplexie à trente-sept ans, qui avait laissé un mutisme complet et une hémiplégie gauche, avec atrophie des membres paralysés. Depuis quinze ans, madame Tanadé éprouvait régulièrement tous les huit jours un accès d'épilepsie. Ces accès avaient cela d'inconcevable, que les convulsions n'affectaient que les membres perclus. Ceux-ci devenaient en même temps le siége de douleurs aiguës ; la malade poussait les hauts cris ; bientôt après elle perdait connaissance, sa bouche écumait ; un assoupissement de deux heures succédait à cette anxiété ; puis le calme renaissait, et les membres paralysés rentraient aussitôt sous l'empire de la mort.

Le 5 décembre, à la suite d'un accès épileptique, madame Tanadé fut pour la seconde fois frappée d'apoplexie ; la paralysie devint générale ; la mort fut instantanée.

Autopsie cadavérique ; examen de la cavité crânienne et du cerveau. — DERNIÈRE ATTAQUE. Epanchement de près de six onces d'un sang noir, partie liquide et partie coagulé, au milieu du cervelet ; caverne anfractueuse immense ; pulpe cérébrale comme hachée (désorganisation qui s'étendait à la protubérance annulaire); rupture des artères basilaires et des inférieures du cervelet.

ANCIENNE ATTAQUE. L'hémiplégie ayant occupé le côté droit, c'était nécessairement l'hémisphère gauche du cerveau qui devait conserver les traces de l'ancienne attaque ; ce fut effectivement là que je les trouvai.

Dans le corps cannelé et la couche des nerfs optiques du côté gauche existait une cavité qui aurait pu admettre une pomme d'api. Cette cavité était remplie par environ quatre onces d'une sérosité teinte de sang. Ce liquide était contenu dans une véritable poche membraneuse, moulée sur la cavité cérébrale. Cette membrane, parfaitement organisée, ressemblait à la pie-mère, dont elle ne différait que par sa moindre transparence et sa plus grande consistance. Sa couleur rouge-jaunâtre paraissait lui être communiquée par une couche de substance cérébrale de trois lignes d'épaisseur, de même couleur, et très-dure, sur laquelle elle était immédiatement appliquée, sans cependant lui adhérer, et qui formait elle-même les parois de la cavité. Une lame de substance cérébrale, également durcie et jaunâtre, la séparait encore du ventricule gauche.

Ce kyste n'était formé que d'un seul feuillet; dans son épaisseur rampaient des vaisseaux sanguins très-apparens et très-développés; l'un d'eux égalait même en grosseur une plume de corbeau. L'enveloppe kystiforme semblait se continuer avec la pie-mère extérieure du cerveau.

L'authenticité et l'exactitude de cette description ne peuvent être contestées; c'est conjointement avec M. *Laënnec*, dont on connaît la véracité et l'érudition profonde en anatomie pathologique, que je l'ai faite.

Cette observation est peut-être unique dans son genre (1). On y voit la fausse membrane organisée dans toute sa perfection; mais ce chef-d'œuvre de la nature n'a pas eu tous les résultats qu'on pouvait en attendre. L'exhalation séreuse étant devenue excessive, la membrane a été forcée de se distendre outre mesure, et par là l'hémiplégie a été perpétuée. Mais on doit

---

(1) Pas une des observations de kystes apoplectiques que rapportent *Guersent* et *Bricheteau* n'est comparable à la mienne : dans toutes, la membrane kystiforme n'était qu'ébauchée.

encore voir un effort curatif dans la disposition même du kyste : la nature s'est hâtée d'augmenter la densité et la dureté des parois de la caverne cérébrale, pour s'opposer à une plus ample dilatation. C'est à ce phénomène que madame Tanadé a dû quinze années d'existence.

On ne peut expliquer comment la présence de ce kyste dans le cerveau a déterminé des accès d'épilepsie, et surtout leur bizarrerie et leur périodicité.

APPENDICE. *Altérations du cerveau accidentelles ou étrangères à l'apoplexie, que l'on trouve parfois à l'autopsie des apoplectiques.*

1.º La présence d'un épanchement sanguin dans le cerveau peut déterminer, on ne sait comment, tantôt l'infiltration séreuse des plexus choroïdes, tantôt une accumulation de sérosité dans les ventricules. Toutefois ce phénomène ne doit pas paraître extraordinaire, puisque des tubercules le produisent également.

2.º Dans les apoplexies passives des ventricules, il n'est pas rare de trouver en même temps de la sérosité à la base du crâne; il est d'ailleurs assez ordinaire, dans ces sortes d'apoplexies, que le sang soit mêlé de ce liquide.

3.º Le cerveau des apoplectiques peut encore offrir une foule d'altérations organiques étrangères à l'hémorrhagie cérébrale; tels sont des abcès, des hydatides dans les plexus choroïdes, des tubercules, des cancers (1), un ramollisse-

---

(1) *Lieutaud* trouva un gonflement carcinomateux de la glande pinéale sur un homme de soixante ans, sujet depuis long-temps aux vertiges, et mort dans un état apoplectiforme.

On lit également dans la première épître de *Morgagni* une observation de cancer du cervelet qui fut méconnu pendant la vie.

Je suis porté à croire, d'après plusieurs faits recueillis à l'Hôtel-Dieu, et surtout d'après les autopsies cadavériques extrêmement soignées, faites en ma présence par M. *Laënnec*, à l'hôpital Necker, que les auteurs se sont souvent mépris sur la nature des cancers cérébraux, et qu'ils ont rapporté comme étant de ces maladies, des observations de désorganisations apoplectiques.

Il existe en effet des cancers cérébraux qui ont la plus exacte ressemblance avec quelques lésions produites par l'apoplexie. Comme dans celles-ci la portion du cerveau désorganisée y présente un mélange de parties ramollies et endurcies, de nombreux vaisseaux développés accidentellement dans son intérieur lui donnent, comme aux masses apoplectiques, une couleur rosée; on y trouve une foule de petits grumeaux sanguins semés çà et là, et quelquefois même un caillot volumineux à son centre; épanchemens provenant sans doute de la destruction des

ment essentiel , ou l'endurcissement et racor-
nissement de tout un hémisphère (1) , sa transformation en un vrai tissu cellulaire, etc. ; autant
de désorganisations qui se rencontrent chez les
idiots. Ceux de l'hospice de la rue de Sèvres me
les ont offertes plusieurs fois.

§. II. *Examen du thorax.*

Les lésions thoraciques , que l'on rencontre
souvent sur les cadavres des apoplectiques , sont
entièrement étrangères à l'hémorrhagie cérébrale , ou l'ont déterminée. Celles-ci sont toutes
de nature à gêner la circulation du cerveau , ou

---

vaisseaux cérébraux par les progrès du cancer. On peut
juger d'après cela si la méprise a pu être facile. M.
Laënnec, qui pense comme moi sur les cancers cérébraux,
a donné plus d'extension à ma remarque , et l'a jugée
également applicable aux cancers cérébriformes des autres organes, et notamment du foie , de la rate , des
reins et de la matrice. Il possède un grand nombre de
faits qui semblent le prouver. Ce médecin prétend encore qu'il est des tubercules cérébraux qui ont la plus
parfaite similitude avec certains désordres apoplectiques ;
mais j'en doute.

(1) *Morgagni* observa l'endurcissement de tout un lobe
du cervelet chez un cuisinier qui avait également offert
des symptômes d'apoplexie.

augmenter l'afflux du sang vers la tête; tels sont l'engorgement des poumons, suite d'asphyxie ou de phlegmasies intenses; l'hydrothorax; le rétré-cissement des orifices du cœur, l'ossification de ses valvules, et surtout ses anévrismes actifs. Les apoplexies foudroyantes de *Malpighi*, de *Caba-nis*, de *Mongenot* et de *Nysten*, ont été dues à cette dernière cause.

§. III. *Examen de l'abdomen.*

L'abdomen n'offre jamais de lésions qui aient rapport à l'apoplexie. Cependant la gastrite la complique quelquefois; on trouve alors l'esto-mac épaissi, rougi par plaques, et tapissé d'une mucosité tenace, gluante, grise, brune ou noire. C'est surtout dans le cas de coexistence d'un anévrisme actif du cœur que cette inflammation se remarque.

§. IV. *Surface du corps.*

Les cadavres des apoplectiques conservent long-temps leur chaleur, « *Tametsi postridiè se-cabamus, idque mense februario, viscera quæ ad lumbos erant, adhuc fumabant* (MORGAGNI). » Les membres ne se roidissent aussi que très-tard.

La tête est souvent enflée et ecchymosée, surtout
à la face (1). En agitànt le cadavre, on fait quelquefois sortir des flots de sang et d'écume de la
bouche et du nez. On a vu des cas d'apoplexie
où la mort n'était qu'apparente. L'abbé Prevost,
frappé d'apoplexie dans la forêt de Chantilly, le
25 octobre 1765, jeta un cri au premier coup
de scalpel (*Fodéré*, tom. 2, p. 352.). On ne
devrait jamais ouvrir les cadavres des apoplectiques avant qu'ils n'aient été atteints d'un commencement de putréfaction. (VINSLOW.)

ARTICLE DIXIÈME.

DIAGNOSTIC.

Un grand nombre de maladies peuvent simuler l'apoplexie; les principales sont, la névrose
apoplectiforme (apoplexie nerveuse des auteurs),
l'épilepsie, la catalepsie, l'hystérie, la syncope,
quelques asphixies, la léthargie, la paralysie es-

----

(1) *Morgagni* décida, d'après une ecchymose qu'il vit
sur la tempe gauche d'un apoplectique, que l'épanchement occupait l'hémisphère droit. — *Valsalva* notait
avec soin le côté sur lequel le malade était tombé. Il
avait remarqué que l'épanchement existait toujours du
côté opposé.

sentielle, les narcotismes alcoholique et opiatique, l'hydrocéphale essentielle aiguë des vieillards (apoplexie séreuse des auteurs), la plupart des lésions organiques du cerveau.

Cependant, de toutes ces affections, il en est peu qui ressemblent à l'apoplexie au point de faire commettre une erreur de diagnostic.

En général, l'apoplexie existe toutes les fois qu'un homme, auparavant en bonne santé, est frappé tout à coup d'une maladie ayant pour caractères la perte de connaissance et le trouble des facultés sensoriales, l'immobilité et la dilatation ou resserrement des pupilles, une empreinte de stupeur et d'égarement sur la face, un pouls fort, dur et plein, l'injection et la rougeur des yeux, une respiration ronflante, la contorsion de la bouche, l'épaississement et l'embarras de la langue, la paralysie d'un organe, et surtout l'hémiplégie (1).

---

(1) La simple torpeur des membres ne prouve pas la présence d'un épanchement apoplectique : la première saignée la dissipe souvent ; la paralysie en est le seul signe certain.

Celle-ci occupe constamment le côté du corps opposé à celui de l'épanchement ; les apoplexies de la moitié antérieure du cerveau semblent cependant faire quelquefois exception à cette règle. Lorsqu'il existe un

L'immobilité des pupilles, l'hémiplégie complète et la perte subite de connaissance suffiraient même seules pour la caractériser.

Je diviserai en deux groupes les diverses maladies qui ont plus ou moins de ressemblance avec l'hémorrhagie cérébrale ; le premier sera formé des névroses cérébrales, et le second des lésions du cerveau.

§. I.ᵉʳ *Névroses.*

1.° *Névrose apoplectiforme* (*apoplexie nerveuse des auteurs*). Il est presque impossible de

---

double caillot, un dans chaque hémisphère, c'est toujours le plus volumineux qui détermine l'hémiplégie. La paralysie est générale dans trois cas : 1.° lors de deux épanchemens égaux ; 2.° quand le sang est répandu à la surface du cerveau; 3.° quand il occupe le cervelet et la protubérance annulaire. Tantôt l'épanchement double se creuse en même temps ses deux cavités ; d'autres fois un intervalle plus ou moins long sépare leur formation. Dans ce dernier cas, le malade, qui n'était qu'hémiplégique au début de l'attaque, devient entièrement paralysé à une certaine époque. Cela se remarque surtout dans l'apoplexie passive : or, comme celle-ci s'accompagne ordinairement d'une prostration générale, on conçoit combien cette paralysie totale peut obscurcir le diagnostic.

distinguer cette névrose (du moins à son début)
de l'apoplexie. En effet, l'instantanéité de la perte
de connaissance, l'immobilité des pupilles, la
sterteur, etc., lui sont communes avec l'hémorrhagie cérébrale. Aussi, lorsque la mort est
prompte, le praticien le plus consommé reste-t-il
dans l'incertitude jusqu'à l'ouverture du cadavre. Mais si la névrose n'a pas une terminaison funeste, la perte de connaissance, la fixité
des pupilles, l'insensibilité et la sterteur ne sont
que passagères, et le rétablissement très-prompt.
La face reste calme, le pouls tranquille; il n'y a
qu'une torpeur, un simple engourdissement des
membres, la paralysie manque, et ce signe négatif surtout éloigne toute idée d'apoplexie. Enfin
tous les doutes sont dissipés, si à la structure
sèche et grêle du malade se joignent une pâleur
générale, une susceptibilité exquise, et, à plus
forte raison, si déjà il a éprouvé quelque autre
affection nerveuse.

D'ailleurs la névrose apoplectiforme, de même
que quelques autres névroses cérébrales, n'est
souvent que symptomatique d'une lésion organique du cerveau, ou d'un accès de fièvre intermittente pernicieuse. Sa marche est toujours
très-rapide; deux ou trois jours, quelquefois
même peu d'heures suffisent à sa guérison ou à

la mort. Les auteurs qui citent des observations d'une plus longue durée ont commis une erreur de diagnostic ; ils ont cru voir cette maladie lorsqu'il n'y avait qu'une congestion cérébrale intense.

Cette affection nerveuse ne laisse aucune trace sur le cadavre ; on ne trouve ni injection des vaisseaux cérébraux, ni aucune espèce d'épanchement.

2.º *Épilepsie.* Au commencement d'une attaque d'épilepsie, il y a perte de connaissance, abolition de l'action des sens; l'œil est immobile, la rétine insensible, le visage animé, la bouche écumeuse; ce qui a lieu aussi dans l'apoplexie : mais les convulsions générales, l'absence de paralysie, le prompt retour de la connaissance et le rétablissement parfait du malade après l'accès sont exclusifs à la névrose.

5.º *Hystérie.* Dans un accès hystérique, la malade est agitée de convulsions; en outre, le gonflement des hypochondres, la sensation d'une boule qui, de la région de l'utérus, monte à la gorge, où elle détermine une strangulation imaginaire, annuleront toujours l'assoupissement, l'immobilité des pupilles, l'extinction de la sensibilité et la perte de connaissance, qui pourraient faire croire à l'existence de l'apoplexie. D'ailleurs l'antériorité d'accès semblables, et leur retour périodique ou irrégulier, suffiraient seuls pour faire éviter la méprise. Cette remarque s'applique également à l'épilepsie.

4.º *Catalepsie.* La catalepsie offre aussi des traits de ressemblance avec l'apoplexie. Au moment de l'attaque, il y a immobilité complète ; l'œil est fixe, le malade insensible ; mais la figure est calme, la respiration et le pouls sont imperceptibles ; les membres restent dans la position qu'ils avaient avant l'accès, et, ce qui est plus étonnant, ils conservent toutes les attitudes qu'on leur donne.

5.º *Carus.* Le carus n'est qu'un symptôme de l'apoplexie. *Carus et lethargia sunt leviores apoplexiæ species.* (MÉAD, *Monita et precepta medendis de morb. capit. de apoplexiá.*) Il est rare qu'il soit l'unique d'une autre maladie, dont tous les autres signes seraient d'ailleurs trop différens de ceux de l'hémorrhagie cérébrale pour qu'on pût la confondre avec elle. C'est l'opinion de *Willis.* (*Pathologia sive de morbis*, pag. 507 et suiv.)

6.° *Léthargie*. La léthargie, ou mort apparente, pourrait, plutôt que tout autre état morbifique, être confondue avec l'apoplexie ; mais
la même remarque faite pour le carus se retrouve
ici. Toujours la léthargie n'est que symptomatique : ainsi elle termine de fortes attaques d'hystérie ; d'autres fois elle est le symptôme prédominant de la fièvre intermittente pernicieuse
léthargique.

Dans le premier cas, la préexistence et la périodicité d'accès semblables suffiront pour éclairer le diagnostic.

Pour parvenir à la connaissance du second cas,
il faudra avoir égard, 1.° à la constitution épidé-
mique régnante : en effet, il est rare que les
fièvres intermittentes pernicieuses soient spora-
diques ; les marécages, les camps, les prisons,
sont les lieux où leurs épidémies s'observent ordinairement : 2.° au tempérament et à la structure du sujet : ces fièvres atteignent de préférence
les individus faibles ou débilités par des évacuations excessives, des maladies antérieures ; ceux
d'un tempérament nerveux, d'un caractère iras-
cible. La léthargie, symptôme prédominant de
la fièvre, revient avec elle par accès : pendant
ceux-ci il n'y a nulle altération des traits ; la respiration est calme, le pouls naturel ou peu

dérangé ; autant de circonstances qui feront toujours distinguer la fièvre soporeuse de l'apoplexie, qui n'a d'ailleurs de commun avec elle que la perte de connaissance, l'assoupissement, l'abolition du sentiment et du mouvement : encore celle-ci est-elle générale dans la fièvre, et ne se prolonge-t-elle pas au-delà de l'accès.

7.° *Narcotisme alcoholique.* Le narcotisme résultant d'un excès de liqueurs spiritueuses peut quelquefois simuler l'apoplexie. Cependant on observera que, dans ce narcotisme, il n'y a ni hémiplégie ni lésion des fonctions de la vie organique. L'ivrogne exhale souvent l'odeur de la liqueur qui l'a enivré. Enfin la stupeur et la perte de connaissance ne sont qu'instantanées ; après quelques heures de repos, l'homme reprend son véritable rang. Quelquefois cependant l'ivresse se termine par l'apoplexie. *Hippocrate* dit l'avoir vu.

8.° *Narcotisme opiatique.* Lorsqu'on ne peut découvrir la cause de ce narcotisme, le diagnostic est difficile. On notera néanmoins comme exclusifs au narcotisme, la paralysie des extrémités inférieures, les cris, les convulsions quand on agite l'empoisonné, la roideur tétanique, et le calme de la respiration. Il n'y a jamais d'hémiplégie.

9.° *Paralysies essentielles* (1). Les paralysies essentielles diffèrent de l'hémiplégie apoplectique en ce que tous leurs phénomènes maladifs sont bornés aux membres affectés, et qu'elles ne s'accompagnent ni du trouble des facultés intellectuelles ni d'aucun autre symptôme dévolu à l'hémorrhagie cérébrale.

10.° *Syncope.* La syncope a quelques symptômes de communs avec l'apoplexie, tels que la perte subite de connaissance, du sentiment et du mouvement, etc. Mais ici, comme dans la léthargie, l'immobilité est générale ; ce qui surtout la différencie de l'hémiplégie apoplectique. De plus, le pouls est éteint, la face pâle, le corps froid, couvert de sueur, la respiration imperceptible. Si la syncope est légère, tout cet appareil morbifique se dissipe promptement ; si au contraire elle doit se terminer par la mort, celle-ci

---

(1) J'appelle ainsi les paralysies rhumatismales et goutteuses, celles qui tiennent à une lésion de la moelle de l'épine, ou des nerfs des membres perclus, celles déterminées par la congélation.

est subite. Ces syncopes mortelles sont ordinairement le résultat d'une vive émotion de l'âme, telle qu'une nouvelle triste et inattendue, un violent emportement, une joie excessive, etc.

L'ouverture des cadavres ne montre le plus souvent aucune lésion ; quelquefois cependant on trouve une maladie organique du cœur, des principaux vaisseaux ou des organes respiratoires, connue ou restée occulte pendant la vie.

11.° *Asphyxies.* Les asphyxies par défaut d'air respirable, ou respiration de gaz non respirables, tels que l'acide carbonique, l'hydrogène, l'azote, étant exemptes de convulsions, pourraient seules simuler une attaque d'apoplexie. En effet, elles déterminent comme celle-ci la perte de la connaissance ; la face est de même rouge et tuméfiée ; les pupilles dilatées et fixes : mais aussi le pouls et la respiration sont supprimés, l'insensibilité est générale, ce qui n'arrive jamais dans l'hémorrhagie cérébrale : il n'y a pas de paralysie. D'ailleurs on parvient presque toujours à découvrir la cause asphyxiante, ce qui dissipe toute incertitude. Cependant ce n'est guère qu'au début, ou tout au plus à une époque peu avancée, qu'on peut distinguer l'asphyxie de l'apoplexie ; car, si le malade n'est pas secouru à temps, elle finit par déterminer la rupture des vaisseaux cérébraux : une apoplexie succède. L'erreur n'aurait aucune conséquence fâcheuse chez un adulte, l'indication de dégorger le système sanguin cérébral existant dans les deux cas; mais il n'en serait pas de même chez les nouveau-nés : l'application de quelques sangsues derrière les oreilles, ou la saignée par le cordon ombilical, tueraient l'enfant asphyxié, tandis que ces moyens le sauveraient, s'il était frappé d'apoplexie, d'autant plus sûrement qu'à cet âge cette maladie ne consiste le plus souvent qu'en un simple engorgement vasculaire.

Il est donc bien important alors de distinguer ces deux affections. M. *Nysten* a très-bien fait ressortir leurs différences. (Manuel médical, 1816.) « Dans l'une et l'autre, dit-il, l'enfant ne donne , en venant au monde, aucun signe de vie; il est insensible et sans mouvement : mais dans l'asphyxie il est exsangue, pâle et flasque; tandis que , dans l'apoplexie , son visage est rouge, noirâtre, et plus ou moins gonflé; ses membres, au lieu d'être flasques, conservent encore une certaine élasticité, et l'habitude générale présente beaucoup moins l'image de la mort. » J'ajouterai qu'on rappelle l'enfant asphyxié à la vie en débarrassant ses voies aériennes, en excitant la première inspiration ; ce qui serait de nul effet dans l'apoplexie.

§. II. *Lésions du cerveau.*

1.° *Coup de sang*. Le coup de sang est regardé par M. *Rochoux* comme une affection particulière et essentielle. « Le coup de sang , dit-il (page 47), ressemble beaucoup plus à l'apoplexie que les maladies précédentes ; on ne peut même à son début l'en distinguer avec certitude. »

On appelle *coup de sang* une brusque ascension de ce liquide vers le cerveau. Cette congestion cérébrale se termine de trois manières. 1.° Elle se dissipe quand elle est légère et peu soutenue ; 2.° elle tue le malade lorsqu'elle est extrême (1) ; 3.° enfin , elle n'est fréquemment que le prodrome de l'hémorrhagie (2).

______

(1) *Morgagni* cite l'observation d'un statuaire, mort subitement d'une attaque d'apoplexie, à l'autopsie duquel on ne trouva qu'une forte injection des vaisseaux cérébraux.

(2) De l'avis de *Brichetau*, le coup de sang peut se renouveler souvent et pendant long-temps sans que l'apoplexie arrive.

Ce *molimen hæmorrhagiæ*, cet état avant-coureur de l'attaque, se caractérise par des étourdissemens, la céphalalgie, la coloration de la face, le battement des artères carotides et temporales, des tintemens et bourdonnemens d'oreille, le gonflement des veines du cou, la stupeur, un engourdissement général ou borné aux membres d'un seul côté, des crampes dans les mollets, etc. L'hémorrhagie est imminente ; elle arrive bientôt, si la congestion continue de s'accroître.

Quand l'épanchement ne succède pas subitement au coup de sang, on peut distinguer ces deux temps de l'apoplexie au moyen de la paralysie complète, qui ne survient qu'à l'époque de l'épanchement.

Il est cependant des coups de sang qui simulent tellement l'apoplexie, qu'il est tout-à-fait impossible d'affirmer l'absence de celle-ci. L'engorgement des vaisseaux cérébraux est alors extrême, il suffit, pour déterminer l'abolition des fonctions du cerveau et l'hémiplégie (1). L'incer-

---

(2) M. *Brichetau* conclut de trois observations de congestion sanguine, que le coma et l'abolition des facultés intellectuelles existent à un plus haut degré dans celle-ci que dans le cas d'épanchement, et que la paralysie, au

titude du diagnostic persiste jusqu'à la mort, lorsque le coup de sang a cette terminaison funeste. Mais, quand les moyens curatifs sont couronnés de succès, le prompt rétablissement du malade, la disparition instantanée de la paralysie, font alors connaître qu'il n'existait qu'un engorgement vasculaire.

Au surplus, cette incertitude du diagnostic n'influe en rien sur le traitement, celui-ci étant le même dans les deux cas.

2.º *Distinction de l'apoplexie passive de l'active.* De même que les autres hémorrhagies spontanées, l'apoplexie est active ou passive, déterminée dans le premier cas par un excès d'énergie du système sanguin, résultant dans le second de l'atonie de ce système, et particulièrement des vaisseaux cérébraux.

L'hémorrhagie active a presque toujours lieu par rupture des vaisseaux. L'apoplexie passive se fait constamment par exhalation, ou plutôt par transsudation comme dans le scorbut. Le sang

---

lieu d'affecter un seul côté, porte ordinairement sur les deux à la fois. Un plus grand nombre de faits m'ont démontré la fausseté de la première partie de cette assertion et la réalité de la dernière.

s'exsude à travers leurs pores dilatés, ou leurs mailles éraillées, peut-être même par leurs extrémités capillaires. La pulpe cérébrale est le siége ordinaire de l'apoplexie active (1) ; les

---

(1) Cependant il est des apoplexies actives qui se font par exhalation, et qui par conséquent ont leur siége dans les ventricules ou à la surface du cerveau. *Rochoux* en cite un cas. Ce n'est qu'à la mort qu'on peut reconnaître si l'apoplexie a eu lieu par exhalation ou rupture des vaisseaux : le siége de l'épanchement l'indique alors d'une manière positive. Mais pendant la vie il est presque impossible de distinguer lequel des deux phénomènes a produit l'hémorrhagie. Néanmoins la prolongation des prodromes, leur accroissement, pour ainsi dire, graduel jusqu'au moment de l'attaque, la persistance du *molimen hœmorrhagiæ* pendant plusieurs jours, une moindre intensité des symptômes, une durée moins longue, une guérison plus prompte et plus complète de la paralysie, seraient de très-grandes probabilités en faveur de l'existence d'une apoplexie par exhalation.

L'épanchement, occupant alors de plus larges surfaces, siégeant dans des cavités perspirables, et se trouvant ainsi en contact avec un plus grand nombre de bouches absorbantes, on conçoit très-bien que l'épanchement doive être plus long-temps à se faire, et sa résorption plus prompte et plus complète que dans le cas de rupture des vaisseaux. La désorganisation cérébrale étant presque nulle, la maladie doit aussi être moins grave et la guérison plus facile.

ventricules et la surface du cerveau sont exclusivement celui de l'hémorrhagie passive. Celle-ci n'affecte que les vieillards décrépits ou les personnes depuis long-temps affaiblies par de longs jeûnes, des évacuations excessives, ou une maladie chronique; il est rare qu'elle frappe des individus en pleine santé (1). L'apoplexie active, au contraire, attaque les adultes robustes et les vieillards encore verts, les gens gras, replets, regorgeant de sucs et de vie, d'une constitution apoplectique (2). Son début est brusque et accompagné de tous les symptômes qui dénotent une vive congestion cérébrale; l'épanchement presque subit acquiert promptement son *maxi-*

---

(1) M. *Laënnec* dit que l'apoplexie sanguine survient parfois chez des sujets très-affaiblis : il cite à l'appui de cette remarque l'observation d'une femme qui, parvenue au dernier degré de l'émaciation, périt d'une apoplexie sanguine.

M. *Lallement* a observé un grand nombre de ces apoplexies passives sur les vieilles femmes de la Salpêtrière.

(2) Les gens de lettres, quoique d'une structure grêle et sèche, sont cependant presque toujours affectés d'apoplexie active ; mais chez eux elle est déterminée par une pléthore locale du cerveau, ou un anévrisme actif du cœur.

mum de quantité. —L'apoplexie passive ne présente aucun de ces caractères ; elle est toujours précédée d'un état de faiblesse : la face est pâle, le regard éteint, le pouls exigu : si le malade n'était déjà depuis quelques jours dans l'adynamie, il ne tarde guère à y tomber; l'épanchement se fait graduellement et avec lenteur; il continue même de s'accroître jusqu'à la mort, ce qui fait que la paralysie est rarement complète au commencement de l'attaque, et que souvent elle ne le devient qu'aux derniers momens. Tout le corps étant plongé dans une prostration extrême, dans un engourdissement profond, il est difficile de distinguer l'hémiplégie, qui d'ailleurs est rarement bien tranchée. Les membres paralysés sont d'une flaccidité remarquable; la langue est fuligineuse, collée au palais, la déglutition impossible, l'estomac insensible aux stimulans et à l'émétique. La respiration ne devient stertoreuse qu'aux derniers instans. La perte de connaissance n'est pas subite comme dans l'apoplexie active; cette faculté de l'âme ne s'éteint que par degrés : le malade arrive ainsi à la mort d'une manière insensible, le moment où il franchit l'espace est insaisissable. Les évacuans et les antiphlogistiques hâteraient la mort, terminaison ordinaire de l'apoplexie passive; tandis que l'apoplexie active ne se guérit que par ces moyens. On voit donc que ces deux espèces d'hémorrhagie cérébrale sont bien tranchées et distinctes l'une de l'autre. Aucun auteur n'a montré leur différence aussi complètement que je viens de le faire. C'est encore à l'hospice des vieillards, où j'ai pu recueillir un grand nombre d'histoires d'apoplexie passive, que je dois cet avantage.

On pourrait confondre cette hémorrhagie avec l'hydrocéphale chronique. Cependant la marche de l'hydropisie est beaucoup plus lente, ses progrès sont moins marqués, et l'hémiplégie moins évidente : de plus l'apoplexie passive s'accompagne rarement d'œdématie à son début comme l'hydrocéphale.

Pour faire mieux ressortir les traits caractéristiques de l'apoplexie passive, je vais en rapporter une observation tirée de mon recueil.

Infirmerie de l'hospice des Femmes incurables, n.° 6. Dorothée ***, âgée de soixante-onze ans, Flamande d'origine, admise à l'hospice depuis quatre ans, y avait toujours traîné une santé languissante et souvent dérangée.

Dorothée, d'une constitution faible, d'un esprit pusillanime, était d'un tempérament lymphatique à l'excès : face d'un blanc mat, bouffie ; pâleur générale du corps ; œdème des pieds ; len-

teur dans la progression, la parole et les actions.
Depuis trois ans elle était sujette à un flux hémorrhoïdal excessif, qu'elle dérobait avec soin,
et qui l'épuisait sourdement. Elle avait des alter-
natives d'un appétit vorace et d'anorexie, même
d'embarras gastrique, de diarrhée et de constipation ; celle-ci devint telle dans les derniers
mois de la vie, que la malade n'allait à la selle
qu'à l'aide de lavemens purgatifs. Nous avions
souvent Dorothée à l'infirmerie. Le 12 octobre
1817, elle y entra pour la dernière fois. Elle était
alors dans l'état suivant : décoloration générale,
langue jaune et sèche, soif, constipation, ventre
très-dur non douloureux , excrétion urinaire
difficile, flux hémorrhoïdal copieux, pouls d'une
petitesse et d'une lenteur extrêmes, affaiblissement considérable. Au bout de quatre jours,
la malade tomba dans un assoupissement profond, un laissé-aller total.

Le 16, langue fuligineuse, pouls presque imperceptible, prostration extrême, stupeur, état
obtus des sens, des facultés intellectuelles et de
la sensibilité ; bouche contournée à droite, mutisme, dilatation et immobilité des pupilles,
surtout de la gauche ; hémiplégie de ce côté presque complète ; respiration à peine sensible, froid
aux extrémités. (Sinapismes).

Le 17, la peau n'avait pas même été rougie par les rubéfians : l'immobilité et l'insensibilité étaient générales ; on ne pouvait plus distinguer l'hémiplégie. La malade , qui paraissait avoir complètement perdu la connaissance, soulevait encore sa paupière lorsqu'on l'appelait ; face cadavéreuse, yeux entr'ouverts, immobiles, chassieux ; cornée sèche, ridée : un reste de chaleur au tronc, et, de loin en loin, une légère inspiration, attestaient seules l'existence. A huit heures du soir , la malade n'était plus ; un râle de quelques minutes avait précédé l'extinction de la vie.

Autopsie cadavérique. — *Crâne.* Le crâne ouvert, la première chose que j'aperçus fut deux plaques noires, larges comme la main, sur les côtés du cerveau, entre l'arachnoïde et la dure-mère. Ayant enlevé cette dernière de dessus ces taches , je reconnus qu'elles étaient produites par des épanchemens sanguins. Ceux-ci occupaient chacun une circonférence de trois pouces ; épais de deux pouces à leur centre, ils s'amincissaient vers leurs bords ; ce qui, joint à leur aspect granulé , leur donnait quelque ressemblance avec le placenta. Le caillot du côté droit, d'un noir foncé sur ses bords, offrait à son mi-

lieu une concrétion fibrineuse absolument semblable à celles que l'on trouve souvent dans le
cœur et le commencement des gros vaisseaux..
Cette particularité prouvait que cet épanchement était plus ancien que le gauche, dont le
sang était seulement en caillots mous; il était
aussi plus considérable que ce dernier. La dure-
mère et l'arachnoïde étaient tellement adhérentes
à ces épanchemens, qu'on ne pouvait les en dé-
tacher sans emporter avec elles une couche du
caillot. Le cerveau présentait une dépression
profonde à l'endroit des épanchemens ; sa substance y avait une couleur feuille-morte, mais
n'était aucunement lésée. Les ventricules conte-
naient un peu de sérosité.

Abdomen. Des ulcérations assez nombreuses
se remarquaient dans les intestins, et notamment dans l'iléon. Les vaisseaux du rectum
étaient variqueux. L'ouverture du cadavre de
Dorothée, réunie à son observation , fournissent
peut-être la description la plus complète qu'on
puisse désirer de l'apoplexie passive.

3.° *Ramollissement essentiel du cerveau.* Si
on conteste à M. *Récamier* d'avoir observé le premier cette lésion, du moins ne lui refusera-t-on
pas de l'avoir dénommée, dit M. *Brichetau ,*

(article *Apoplexie* du Dictionnaire des sciences médicales).

Le ramollissement essentiel du cerveau a absolument la même physionomie morbifique que l'hydrocéphale chronique des vieillards (maladie que je décrirai plus loin) ; l'autopsie seule peut éclairer le diagnostic. Ces deux affections existent même souvent ensemble.

Le ramollissement idiopathique du cerveau pourrait être aisément confondu avec les épanchemens séreux et ramollissemens consécutifs à l'apoplexie, et même avec d'anciens caillots apoplectiques, si l'on ne parvenait à acquérir la certitude qu'il n'y a pas eu antérieurement d'hémorrhagie cérébrale.

M. *Brichetau* est persuadé que ce ramollissement a encore une grande analogie avec la céphalite, et que, porté à son plus haut degré, il a (à part ses préliminaires) une ressemblance parfaite avec l'apoplexie.

Rochoux pense comme lui sur le dernier point : je n'ai pas eu occasion de le vérifier. Cet auteur rapporte, dans ses Recherches sur l'apoplexie, une observation de ramollissement essentiel tellement remarquable, qu'elle en présente pour ainsi dire le type. Les caractères de cette désorganisation cérébrale y sont si complets et si bien dessinés, que, pour en donner une description exacte, je ne puis mieux faire que de les transcrire ici. « Le corps strié (dit-il) était ulcéré, presque toute sa masse était molle et grisâtre, avait entièrement perdu sa disposition striée, et s'enlevait comme une espèce de pulpe en la ratissant légèrement avec le manche du scalpel. Dans une étendue de cinq à six lignes autour de cette désorganisation , la substance cérébrale était légèrement jaune, au moins aussi molle, et ne ressemblait plus à ce qu'elle est dans l'état sain. »

4.º *Épanchement séreux et ramollissement cérébral consécutifs à l'apoplexie.* Ces deux accidens subséquens ont, pendant la vie, les mêmes résultats, la persistance de la paralysie : il est impossible de les distinguer. Disons cependant que le ramollissement est plus rare que l'épanchement séreux, et surtout qu'il est bien plus rarement assez étendu pour donner lieu à des symptômes tranchés.

5.º HYDROCÉPHALES.

Considérations nouvelles.

Une irritation portée sur le cerveau a toujours pour résultat un afflux plus considérable de sang vers cet organe, son excitation, l'exaltation de ses propriétés vitales, une lésion ou la perversion de ses fonctions.

Les divers degrés de l'irritation, sa durée, son siége dans telle ou telle partie de l'encéphale, dans tel ou tel ordre de vaisseaux, son mode particulier, la prédisposition individuelle du cerveau, et une foule d'autres causes, font varier ses résultats, et leur impriment un caractère différent. D'après cela cette irritation pourra être suivie chez un individu d'une inflammation plus ou moins aiguë du cerveau ou de ses enveloppes, chez un autre d'une apoplexie, chez un troisième d'une hydrocéphale, chez un quatrième, enfin, d'un accroissement de nutrition de l'organe (1).

Les symptômes de toutes ces affections ont un canevas commun. Ceux de l'apoplexie et des

---

(1) Je ne sais si l'identité que j'admets, et l'explication que je donne de la cause prochaine de l'apoplexie des inflammations cérébrales et des hydrocéphales, seront goûtées ; mais la physiologie et l'observation les justifient. M. *Béclard* pense aussi que l'apoplexie et l'hydrocéphale aiguë reconnaissent la même cause, l'excitation du cerveau, et que la congestion sanguine suite de cette excitation, peut également se terminer par une hémorrhagie ou une exhalation séreuse.

hydrocéphales portent également le cachet de l'excitation et de la compression de l'organe encéphalique : aussi est-il souvent impossible de distinguer l'apoplexie active de l'hydrocéphale essentielle aiguë, l'apoplexie passive de l'hydrocéphale chronique des vieillards, et celle-ci des épanchemens séreux consécutifs à l'hémorrhagie cérébrale, ou symptomatiques de lésions organiques.

L'hydrocéphale est aiguë ou active, chronique ou passive; la première est encore essentielle ou inflammatoire, la seconde primitive ou secondaire.

Ces hydropisies sont les mêmes chez les vieillards et les enfans; seulement leurs symptômes, leur marche et leurs résultats sont modifiés par les différences d'organisation et de fonctions à ces deux âges (1).

L'hydrocéphale essentielle aiguë des vieillards

---

(1) Par exemple, une fièvre intense, l'agitation, les convulsions, les vomissemens, le balancement du globe de l'œil, l'oscillation continuelle des pupilles, etc., ont exclusivement lieu dans les hydrocéphales aiguës des enfans ; les phénomènes précurseurs y sont aussi tout autres, plus exagérés, et la lenteur de l'épanchement plus grande que dans l'hydropisie des vieillards.

pourrait seule être confondue avec l'apoplexie ; chez les enfans cette hydropisie revêt un caractère tout-à-fait différent de celui de l'hémorrhagie cérébrale.

D'après cela , l'hydropisie des enfans étant entièrement étrangère à mon sujet, je ne dois point m'en occuper. Le même motif m'oblige encore à passer sous silence l'hydrocéphale inflammatoire ou symptomatique de l'arachnitis, qu'il est impossible de ne pas distinguer de l'hydrocéphale essentielle des vieillards, et surtout de l'apoplexie.

Mais il n'en peut être ainsi des hydrocéphales essentielles aiguë et chronique des vieillards. La première a en effet une ressemblance parfaite avec l'apoplexie sthénique; et l'on peut facilement confondre l'hydrocéphale chronique avec l'apoplexie passive, les épanchemens séreux et ramollissemens cérébraux conséoutifs à cette hémorrhagie, et même avec d'anciens caillots apoplectiques.

C'est surtout cette multitude de points de contact des hydrocéphales avec l'apoplexie qui m'engagera à m'étendre davantage sur cette partie de mon article *diagnostic* : d'ailleurs, je suis trop aise de trouver une occasion d'exposer ma manière de voir sur ces hydropisies, leur théorie, leur formation, leur nature, et de décrire l'hydrocéphale chronique des vieillards, maladie que j'ai le premier observée, pour n'en pas profiter.

HYDROCÉPHALE ESSENTIELLE AIGUE DES VIEILLARDS
(*apoplexie séreuse des auteurs*).

N'admettant que l'hémorrhagie cérébrale sous le nom d'*apoplexie ,* je dépouille de ce titre non-seulement la prétendue apoplexie nerveuse des auteurs, mais encore l'hydrocéphale essentielle aiguë des vieillards, qu'on avait décrite jusqu'à présent sous celui d'*apoplexie séreuse.*

M. *Rochoux*, ayant pensé comme moi qu'il est tout-à-fait inconvenant de grouper et de confondre ainsi sous la même dénomination deux maladies essentiellement différentes, a appelé l'apoplexie séreuse *fièvre cérébrale hydrocéphalique des vieillards.* Mais ce nom, quoique désignant une affection étrangère à l'hémorrhagie cérébrale, ne convient pas plus à l'hydrocéphale essentielle aiguë que celui d'*apoplexie séreuse :* il tend à indiquer une identité entre cette hydropisie et la fièvre ataxique cérébrale ; et certes, il y a une très-grande différence entre elles. Ces deux maladies n'ont d'autre analogie que l'existence d'un épanchement cérébral ; encore celui-ci a-t-il des caractères différens dans l'une et dans l'autre. Dans la fièvre ataxique cérébrale, il est purement symptomatique, et toujours le résultat de l'arachnitis. La sérosité épanchée est trouble, albumineuse, lactescente, et l'arachnoïde altérée, épaissie ; ce qui n'a pas lieu dans l'hydrocéphale essentielle, où cette membrane est intacte , et l'épanchement limpide et presque entièrement gélatineux.

Il existe cependant quelques cas de fièvre ataxique cérébrale où l'on trouve la sérosité limpide et l'arachnoïde saine : mais alors la substance du cerveau est toujours fortement injectée; ce qui porte à croire que l'inflammation l'a exclusivement affectée, que l'arachnoïde en a été exempte, et que l'épanchement s'est fait par pure exhalation, conséquence du voisinage de l'inflammation. C'est ainsi que l'arachnitis d'un seul ventricule détermine parfois une collection séreuse limpide dans l'autre. C'est encore de même que la dysenterie entraîne l'ascite, l'inflammation du testicule , une hydrocèle , la pneumonie, des hydrothorax, etc.

Lors même que la fièvre ataxique cérébrale ne présente point d'épanchement, elle n'en est pas moins symptomatique de l'arachnitis. L'épanchement manque alors, parce que l'absorption s'en est faite dans les derniers instans de la vie ou après la mort (1), ou que la phlegmasie a été assez violente pour faire cesser la vie avant qu'il ait eu le temps de se former. (*Itard.*)

On voit d'après tout cela que le nom de *fièvre cérébrale hydrocéphalique* désignerait plutôt l'hydrocéphale inflammatoire, véritable fièvre ataxique cérébrale des auteurs, et qu'il ne peut remplacer celui que je donne à l'apoplexie séreuse.

S'il est impossible de confondre chez les vieillards l'hydrocéphale inflammatoire avec l'essentielle active, rien n'est plus facile sur les enfans. En effet l'hydrocéphale essentielle s'accompagne chez eux d'une fièvre à redoublement, d'une congestion cérébrale vive et soutenue, de convulsions, de vomissemens, et d'une foule d'autres phénomènes morbifiques qui lui impriment la même physionomie qu'à la fièvre ataxique cérébrale. Aussi, le plus souvent, près d'ouvrir le cadavre, ignore-t-on encore si l'on trouvera

---

(1) D'après les expériences de *Mascagni*, de *Bichat* et de M. le professeur *Des Genettes*, il est prouvé que l'absorption peut s'opérer plusieurs heures, et même plus de deux jours après la mort.

l'arachnoïde malade ou intacte, l'épanchement louche ou diaphane. Chez les vieillards au contraire, l'épanchement se fait subitement et sans orage, l'hémiplégie en est un des premiers symptômes. On peut donc toujours distinguer à cet âge l'hydrocéphale essentielle active de l'arachnitis.

C'est d'après cette différence des symptômes de l'hydropisie aux deux extrêmes de la vie que les auteurs se sont crus autorisés à en établir une essentielle entre l'hydrocéphale des vieillards et celle des enfans, à donner à la première le nom d'*apoplexie séreuse*, et à la seconde celui d'*hydrocéphale aiguë*. Mais il est irrécusable que leur nature est identique ; du moins telle est mon opinion.

M. *Itard* est bien près de penser avec moi que l'apoplexie séreuse n'est qu'une hydrocéphale, puisqu'il dit qu'il y a une grande analogie entre ces deux affections. *Cullen* paraît être aussi du même avis ; il considère l'hydrocéphale aiguë comme une variété de l'apoplexie ; il en rapporte plusieurs exemples sous le nom d'*apoplexie hydrocéphalique*.

Causes. La cause prochaine de l'hydrocéphale aiguë est, comme je l'ai dit en tête de cet article, une irritation de l'arachnoïde, plus ou moins voisine, par son acuité, de l'état phlegmasique.

Cette irritation détermine dans les ventricules une exhalation surabondante de sérosité de la même manière qu'une violente contusion du genou ou l'irritation de la membrane capsulaire, par le stimulus rhumatique, produit une hydrarthrose (1). J'ajouterai que l'irritation, portant en même temps sur les vaisseaux absorbans, y occasionne un état de spasme qui s'oppose à l'exercice de leurs fonctions.

M. *Breschet* (Recherches sur l'hydropisie, 1812) dit que le stimulant, cause de l'accroissement de l'exhalation, est parfois symptomatique, comme dans les hydrocéphales aiguës produites subitement par une vive affection de l'âme, et d'autres fois direct. Ce stimulant direct n'est

----

(1) Les hydropisies subites, quoique plus fréquentes dans le cerveau que partout ailleurs, se remarquent aussi quelquefois dans les autres cavités séreuses ; une équitation forcée a été suivie sur-le-champ d'une hydrocèle. M. *Breschet* cite plusieurs cas d'anasarque active presque instantanée. Un refroidissement de la plante des pieds avait déterminé tout à coup une ascite chez une femme que j'observai en 1814 dans les salles de la clinique interne de l'Hôtel-Dieu.

autre chose, dans quelques cas, et surtout chez les hommes de cabinet, que l'exercice excessif du cerveau, exercice qui finit par amener chez eux une pléthore habituelle de l'organe, et par suite, l'hydrocéphale.

Les causes secondaires de cette hydropisie sont, les études opiniâtres, les veilles prolongées, les méditations sérieuses, l'abus des opiacés, des spiritueux, l'action continuelle d'une vive lumière, d'une forte chaleur, l'insolation, la répercussion d'exanthèmes cutanés, d'une transpiration habituelle, le dessèchement d'anciens ulcères, la disparition brusque d'œdème ou de toute autre collection aqueuse, la suppression d'un flux hémorrhoïdal, d'une fièvre intermittente ancienne, l'omission d'une saignée de précaution, etc.

Cette hydropisie a régné épidémiquement à Genève ; elle est plus commune dans cette ville et à Paris que partout ailleurs. *Camper* et *Tissot* ne l'ont jamais rencontrée ni en Hollande, ni en Suisse. De même que l'apoplexie, elle affecte plus particulièrement les hommes de cinquante à soixante-dix ans, d'une constitution grasse ou d'un tempérament lymphatico-sanguin ; les gens de lettres en sont fréquemment atteints.

Symptômes. Le début de cette hydrocéphale, comme celui de l'apoplexie, est le plus ordinairement subit, à peine les malades éprouvent-ils quelques symptômes précurseurs. Ceux-ci se bornent en général à de la céphalalgie, de l'assoupissement, des étourdissemens, des veilles fatigantes, des vues fantastiques, etc. Tout à coup l'arachnoïde fait pleuvoir une ondée de sérosité à la surface du cerveau ou dans les ventricules; alors les symptômes de la compression cérébrale, associés à ceux de l'excitation de l'organe, se déclarent (1) : assoupissement plus ou moins profond, perte subite et plus ou moins complète de la connaissance, trouble des facultés intellectuelles, affaiblissement de la vue et de l'ouïe, dilatation et immobilité des pupilles, hémiplégie, gêne de la parole, embarras et gonflement de la langue, quelquefois mutisme; empreinte de stupeur sur la figure, qui est ordinairement pâle, rarement animée; refroidissement des pieds, pouls dur et plein, pulsations du cœur parfois étouffées; respiration calme d'abord, mais devenant promptement stertoreuse ; déviation de la bouche ,

______

(1) Les premiers éclipsent en grande partie les seconds.

effluve de mucosités et de salive écumeuse par les commissures des lèvres, constipation, quelquefois vomissemens bilieux. L'exhalation séreuse continuant tant que dure l'excitation cérébrale, l'épanchement s'accroît par degrés; en même temps les symptômes de la compression deviennent plus prononcés, la paralysie plus complète.

Si la mort doit suivre, elle arrive rarement après le douzième jour.

Lorsque l'épanchement est peu considérable, le spasme des absorbans cessant en même temps que l'accroissement de l'exhalation, la sérosité ne tarde guère à être repompée; alors les symptômes diminuent progressivement, et la guérison s'opère du dixième au trentième jour. Dans quelques cas la résorption est plus lente; l'hémiplégie et le trouble des facultés intellectuelles mettent plus de temps à se dissiper.

Une abondante sécrétion d'urine, des sueurs copieuses surtout aux cuisses, ou une longue diarrhée, terminent parfois cette hydropisie.

Autopsie cadavérique. A l'ouverture du cadavre on trouve l'arachnoïde intacte, pâle et transparente, une quantité variable d'une sérosité limpide, jaunâtre, plus gélatineuse qu'albumineuse, épanchée à la base du crâne, ou accumulée dans les ventricules, qui n'ont éprouvé d'autre altération que leur ampliation.

Quand l'hémiplégie a été tranchée, le ventricule opposé est plus gorgé de sérosité que l'autre. Dans quelques cas on ne trouve aucun épanchement, mais le cerveau est infiltré : ce liquide découle abondamment des taillades qu'on pratique dans cet organe. Quelquefois l'arachnoïde est épaissie, et le liquide épanché un peu louche; ce qui atteste qu'il a existé en même temps un excès d'exhalation, et un certain degré d'arachnitis; nouvelle preuve de la proximité de l'irritation cause de l'hydrocéphale, aiguë de l'état phlegmasique.

Enfin, d'autres fois la sérosité est légèrement teinte de sang : ce qui n'a rien d'étonnant, puisque ce sont les capillaires sanguins qui opèrent l'exhalation séreuse.

Cette description de l'hydrocéphale essentielle aiguë fait voir quelle ressemblance parfaite ses phénomènes morbifiques ont avec ceux de l'hémorrhagie cérébrale (1). Tous les caractères différentiels que les auteurs ont voulu

---

(1) On sent bien que je ne parle ici que de l'apoplexie active.

donner de ces deux affections, tels que la production de l'hydrocéphale sous l'influence de causes débilitantes, la préférence qu'elle accorde aux vieillards faibles, décrépits, le tempérament lymphatique, la pâleur constante du visage dans cette hydropisie, la flaccidité des membres paralysés, la faiblesse et l'irrégularité du pouls, la sterteur moins prononcée que dans l'apoplexie, la présence d'écume à la bouche, etc., sont purement illusoires et tracés dans le cabinet. La méprise est tellement facile, que, souvent près d'ouvrir le cadavre, on ne sait encore si l'épanchement cérébral est séreux ou sanguin. J'en appelle aux praticiens sur ce point.

Heureusement que cette méprise ne peut avoir de conséquence fâcheuse; l'une et l'autre maladies étant carractérisées par l'exaltation des propriétés vitales générales et l'excitation particulière du cerveau, requièrent également les dérivatifs et les antiphlogistiques. Ceux-ci sont même loin d'être dangereux dans l'hydrocéphale aiguë, comme l'avaient avancé *Lieutaud* et M. *Portal*.

HYDROCÉPHALE PASSIVE OU CHRONIQUE.

Décrite pour la première fois.

Il y a deux modes distincts d'exhalation, l'un dépendant des forces vitales et de la contractilité organique des exhalans, qu'on pourrait en conséquence appeler *tonique* ; l'autre, qui est moins une fonction qu'un effet naturel de l'adynamie de ces vaisseaux ; véritable *transsudation*, phénomène purement physique, qui est loin d'être étranger aux corps vivans , comme on l'a dit , et que l'hydropisie présente fréquemment à l'observation.

Le premier mode d'exhalation est mis en jeu dans l'hydrocéphale active ; le second est un des principes générateurs de l'hydrocéphale passive ou chronique des vieillards. Celle-ci dépend encore de l'atonie des vaisseaux absorbans qui en ont été frappés en même temps que les exhalans : de là résulte nécessairement exagération d'exhalation d'une part, et défaut d'absorption de l'autre, et conséquemment accumulation de sérosité dans les cavités cérébrales. D'après cela, toutes les causes capables de priver ces deux ordres de vaisseaux de leur tonicité pourront déterminer l'hydrocéphale passive (1). Or , comme la vieillesse est de toutes les causes asthéniques la plus puissante et la plus commune , on ne doit pas être étonné que cette hydropisie soit si fréquente à cet âge. C'est en effet l'une des maladies qui immolent le plus de vieillards.

Cependant l'hydrocéphale chronique est restée méconnue jusqu'à ce jour, aucun auteur n'en a fait mention ; M. *Itard* même , qui a donné l'histoire la plus récente, et certainement la plus complète des hydrocéphales, n'en parle nullement. A quoi donc a pu tenir une chose si extraordinaire ? C'est qu'on prenait les symptômes de cette hydropisie pour des effets naturels de la décrépitude ; c'est que l'on attribuait toujours l'affaiblissement croissant des facultés mentales , et de la locomotion qui en fait le principal caractère , aux progrès de l'âge, quoique souvent

---

(1) La prédominance de la partie blanche du sang sur sa partie rouge peut encore être la cause première de cette hydropisie.

Les expériences de *Schulze* et de *Haller* , qui rendaient des animaux hydropiques en les gorgeant d'eau , ou en injectant ce liquide dans leurs veines, prouvent l'influence de cette cause.

le malade ne fût pas très-caduc. Trouvait-on à l'ouverture du crâne un épanchement considérable de sérosité, on ne pouvait se persuader que ce fût là la cause de la mort. Tantôt on attribuait cette collection aqueuse aux progrès d'une sorte de colliquation générale commune dans la vieillesse ; d'autres fois on n'y voyait qu'une simple transsudation faite après la mort ou pendant l'agonie. Enfin, comme à une époque avancée l'hydrocéphale s'accompagne ordinairement d'une leucophlegmatie générale, et que celle-ci, gagnant les cavités abdominale et thoracique, y détermine souvent des épanchemens ; quand cette circonstance existait, on ne balançait pas à proclamer ces épanchemens *primitifs*, et à ne tenir aucun compte de l'hydrocéphale qu'on regardait alors comme purement consécutive. C'était surtout lorsque le malade n'était pas trop âgé qu'on jugeait ainsi. On commettait d'autant plus facilement cette méprise, qu'imbu des préjugés ci-dessus et ne songeant nullement à l'hydropisie du cerveau, celle-ci parvenait à son dernier période, avant même qu'on l'eût soupçonnée.

Si l'hydrocéphale chronique était tout-à-fait au-dessus des ressources de l'art, il serait presque inutile d'en parler ; encore cependant se-

rait-il bon de la faire connaître, pour qu'on
pût la distinguer d'autres maladies qui lui res-
sembleraient, et qui offriraient plus de chances
de succès. Mais plusieurs guérisons que j'ai ob-
tenues prouvant qu'elle n'est pas toujours déses-
pérée, c'est rendre, je crois, un véritable service
à l'humanité que de la signaler.

En effet, qu'on ne s'imagine pas que cette
hydropisie n'affecte uniquement que les vieillards décrépits, chez lesquels la vie est déjà à
moitié éteinte. On l'observe fréquemment sur
des individus encore verts, et même dans toute
la force de l'âge. C'est chez ces derniers sujets
qu'on peut espérer des succès, surtout quand,
par une grande habitude, on est parvenu à saisir les premières nuances de la maladie, et
qu'un traitement convenable est appliqué à
temps.

Je n'ai, à la vérité, jamais vu guérir l'hydrocéphale chronique à l'hospice de la rue de Sèvres, quoique je l'y aie observée un grand
nombre de fois ; mais ceci ne paraîtra pas
étonnant quand on saura que les femmes ré-
cluses dans cet hôpital sont pour la plupart
très-vieilles et infirmes, et surtout que, là
plus qu'ailleurs, règne le cortége de toutes
ces circonstances nuisibles qui entravent si sou-

vent les succès de la médecine dans les hôpitaux.

En ville, au contraire, où l'on a à sa disposition tous les secours de l'hygiène, tous ceux de la médecine morale si puissante dans les affections cérébrales, et surtout un plus grand nombre de moyens pharmaceutiques, on peut certainement triompher de cette maladie ; j'en ai eu, je le répète, des preuves irrécusables.

C'est principalement à mon long séjour à l'hospice des femmes incurables que je suis redevable d'avoir le premier reconnu l'hydrocéphale chronique des vieillards ; c'est d'après un grand nombre d'observations que je vais en tracer la description.

Causes. Cette hydropisie ne se remarque guère avant cinquante ans. Elle affecte de préférence les individus âgés, ceux d'une constitution lymphatique, aqueuse, comme le disaient les anciens, sujets aux affections catarrhales, aux rhumes, aux coryzas, aux diarrhées séreuses ; ceux dont la santé est souvent dérangée, qui sont affaiblis par la misère et les privations, une maladie chronique ou des évacuations excessives, et qui offrent ainsi les traits d'une caducité précoce; particulièrement ces femmes auxquelles une peau flasque, terne, terreuse, ridée ou infiltrée, des yeux chassieux et larmoyans, une face bouffie et sans expression, des lèvres bleuâtres et pendantes, une salivation continuelle, une malpropreté repoussante, une marche vacillante, une allure d'idiot, donnent un aspect plus facile à reconnaître qu'à décrire. On l'observe encore fréquemment sur les personnes qui ont passé toute leur vie dans une entière inaction, ou qui se sont habituellement livrées à des occupations abstraites, aux travaux du cabinet, à des méditations sérieuses, à une dévotion outrée, ou bien enfin qui nourrissent depuis long-temps de profonds chagrins. La suppression d'exanthèmes cutanés, d'anciennes suppurations, de vieux ulcères, d'écoulemens chroniques (1), de la transpiration, de

---

(1) M. P***, âgé de soixante-quatre ans, ancien militaire, menait depuis qu'il était sorti du service la vie la plus retirée et la plus inactive. Il était devenu extrêmement dévôt; on le voyait, toujours un livre saint à la main, et pleurant amèrement sur les souffrances des martyrs. En 1803, il fut atteint d'un coryza très-intense. Cette inflammation se prolongea tout l'hiver, et laissa à sa suite un nasillement et un flux séreux continuel. Cet écoulement s'accrut chaque jour, et devint si abondant, qu'on aurait pu recueillir en 24 heures près d'une

la sueur des pieds et des aisselles, d'un œdème
des jambes ou de toute autre collection aqueuse,

---

pinte de sérosités : le liquide coulait, pour ainsi dire,
par flots des narines. Cet écoulement finit par devenir
habituel : il y avait quinze ans qu'il durait sans avoir
altéré la santé, lorsqu'en 1818 il se supprima brusque-
ment et sans cause connue. Presque aussitôt M. P*** perdit l'appétit, se plaignit de céphalalgie, d'étourdissemens fréquens, d'une sorte de bouillonnement douloureux derrière le front ; il devint triste, morose ; la vue
et l'ouïe s'affaiblirent, les membres s'engourdirent, les
extrémités s'infiltrèrent, il tomba dans un assoupissement profond, maigrit rapidement ; la mémoire s'éteignit
peu à peu ; toutes ses facultés mentales se détériorèrent
au point qu'au mois de juin, où je fus appelé pour lui
donner des soins, il était dans un véritable idiotisme.

De tout cet historique le point qui fixa le plus mon
attention, fut le brusque dessèchement du flux nasal et
la succession presque immédiate des symptômes de l'hydrocéphale. Je pensai avec raison que cette hydropisie
pouvait bien être due à la suppression de l'évacuation
habituelle, et me déterminai en conséquence à employer
tous les moyens de la rétablir. Je mis le malade à l'usage
du calomélas, à doses purgatives ; je fis pratiquer tous
les deux jours une friction mercurielle sur les glandes
parotides ; j'appliquai un vésicatoire derrière chaque
oreille ; je prescrivis des fumigations acétiques dirigées
vers les narines ; je substituai au tabac des poudres plus
sternutatoires, tel qu'un mélange d'ellébore et d'arnica ;

sont autant de causes de l'hydrocéphale chronique. Celle-ci peut encore être consécutive à des anévrismes passifs , aux rétrécissement et ossification des ouvertures du cœur, à diverses maladies organiques du cerveau , tels que des tubercules, un endurcissement squirrheux, des hydatides des plexus choroïdes, à d'anciens caillots apoplectiques dont la résorption n'a pu se faire. Je l'ai vue encore survenir à la fin des cancers de l'estomac et de la matrice.

Symptômes. Le début de l'hydropisie est toujours très-lent, et sa marche progressive ; les signes de la compression cérébrale ne se dessinent que par degrés. Un état d'apathie, d'abattement , de morosité et de tristesse , une certaine lenteur dans les mouvemens et les opérations de l'esprit, la perte plus ou moins com-

---

je joignis à ces moyens des boissons diurétiques , et je soutins mon malade à l'aide d'un bon régime , d'un vin généreux et de potions toniques excitantes. Au bout de quinze jours de ce traitement, j'eus la satisfaction de voir l'écoulement nasal reparaître, tous les symptômes s'améliorer à mesure que sa quantité augmentait, et le malade recouvrer une santé parfaite dès que l'évacuation fut revenue à ses anciennes proportions,

plète de la mémoire, une tendance irrésistible
à l'assoupissement, un air d'égarement et de
stupeur, un engourdissement croissant de tous
les membres ou seulement d'un côté, l'embarras
et la surcharge de la langue, son infiltration,
l'anorexie, des nausées, des vomiturations,
signalent le commencement de l'hydrocéphale.
Le pouls est faible et rare, la face bouffie est
rarement affectée de convulsions comme chez les
enfans, les pupilles sont très-dilatées, tantôt
fixes, d'autres fois agitées de mouvemens convulsifs, et nullement en rapport avec les impres-
sions de la lumière ; souvent le globe de l'œil
présente une oscillation latérale continuelle, la
vue est plus ou moins affaiblie, l'ouïe confuse ;
les lèvres sont bleuâtres et gonflées, la bouche
remplie de salive et de mucosités glaireuses ;
quelquefois elle est déformée comme dans l'apoplexie, les extrémités sont infiltrées ; le malade
se plaint continuellement de pesanteur de tête ;
il lui semble parfois qu'un liquide bout dans le
cerveau ou découle de cet organe le long du cou
et du dos (1) ; l'assoupissement devient plus pro-

---

(1) Il ne paraît pas que ce symptôme soit imaginaire :
c'est un des plus infaillibles de l'hydrocéphale ; je l'ai
observé souvent, et toutes les fois, j'ai trouvé un épan-

fond, le malade cesse de se plaindre, il tombe dans une insensibilité totale, il oublie de se nourrir, ou il ne mange que machinalement, sans savourer ses alimens; enfin il devient tout-à-fait idiot. Quelquefois il contracte l'habitude d'un mouvement automatique plus ou moins bizarre. J'ai vu une fois l'hydrocéphale déterminer une rotation continuelle de la tête, et chez un autre malade une espèce de danse de Saint-Gui fort singulière.

Cet état s'aggrave de plus en plus à mesure que l'épanchement cérébral augmente; lorsque celui-ci est arrivé au point d'abolir complètement les fonctions du cerveau, la connaissance et la mémoire se perdent entièrement, la vue s'éteint, le malade devient sourd et muet, les

---

chement très-considérable; le canal vertébral même était rempli de sérosité.

Au mois de décembre 1817, je traitai une hydrocéphale chronique datant de six mois, chez une dame âgée de soixante-neuf ans, qui m'assurait chaque jour sentir très-distinctement un liquide lui tomber de la tête dans le dos, et pouvoir même me tracer avec la main la route qu'il suivait. L'usage long-temps continué d'eaux minérales purgatives, et un séton à la nuque, firent disparaître cette sensation extraordinaire avec les autres symptômes de l'épanchement cérébral.

yeux se ternissent, se voilent, comme on le dit; la bouche reste béante; ordinairement à cette époque il y a une paralysie complète de tous les membres : dans quelques cas cependant l'hémiplégie reste tranchée jusqu'à la mort. Les parties paralysées sont flasques, infiltrées; enfin la respiration s'embarrasse, devient suspirieuse, intermittente, le pouls insensible, et un léger râle précède l'extinction de la vie.

Durée et terminaison. La mort est la terminaison la plus commune de l'hydrocéphale chronique; elle est infaillible surtout quand le malade est un vieillard décrépit. Mais cette terminaison fâcheuse n'arrive pas de suite; quelquefois l'hydrocéphalique traîne deux ou trois ans : souvent l'épanchement cesse de faire des progrès, et le malade, devenu idiot, poursuit ainsi sa carrière long-temps. Quand il n'est pas trop âgé ni trop affaibli, que la maladie est prise à son début et qu'on emploie un traitement convenable, on parvient à le sauver; mais le rétablissement est ordinairement très-lent. Quelquefois cependant l'hydropisie se juge promptement par une évacuation critique, des sueurs abondantes, une diarrhée séreuse très-copieuse, etc. (1).

----

(1) L'hiver dernier, je vis un cas de ces terminaisons

Autopsie cadavérique. A l'autopsie cadavérique, on trouve une sérosité limpide épanchée
en grande quantité à la base du cerveau, et
engouant les ventricules tantôt également, d'autres fois l'un plus que l'autre (1). La pulpe médullaire se fait remarquer par sa blancheur et
son aspect nacré : l'arachnoïde ne paraît pas
malade, elle est transparente et nullement altérée. Le cerveau est souvent en même temps
ramolli ; dans quelques cas on ne trouve pas
d'épanchement ventriculaire ; mais le cerveau
est infiltré de sérosité. Je n'ai jamais rencontré,
comme chez les enfans, la glande pituitaire

---

subites. Comme j'insiste beaucoup sur l'usage des purgatifs dans le traitement de l'hydrocéphale chronique,
j'avais une fois prescrit deux onces d'huile de ricin
à M. Q... T... Cette huile, qui était très-rance, détermina une superpurgation extraordinaire. Le malade eut
près de cinquante-quatre selles en trois jours ; et à mon
grand étonnement, ces évacuations excessives, au lieu de
lui être préjudiciables, jugèrent complètement la maladie. M. Q... T... ne tarda pas à se rétablir.

(1) Ordinairement l'exhalation se fait d'une manière
inégale dans les ventricules jusqu'à une certaine époque ;
pendant tout ce temps l'hémiplégie est distincte ; la paralysie ne devient générale qu'au moment où ces deux
cavités sont également remplies.

suppurée ou en partie détruite. Les plèvres , le péricarde et le péritoine contiennent souvent un peu d'eau.

Diagnostic. Comme l'hydrocéphale chronique ne se développe que très-lentement, et que sa marche est progressive , il est impossible de la confondre avec l'apoplexie active et l'hydrocéphale aiguë. La même circonstance lui donne au contraire une très-grande ressemblance , 1.° avec le ramollissement essentiel du cerveau ; 2.° avec d'anciens caillots apoplectiques ; 3.° avec l'apoplexie passive ; 4.° enfin avec les ramollissemens cérébraux et épanchemens séreux consécutifs à l'hémorrhagie cérébrale. Il serait téméraire de vouloir la distinguer de la première de ces lésions. La préexistence d'une attaque d'apoplexie empêcherait de confondre avec l'hydrocéphale d'anciens caillots ou toute autre suite de l'hémorrhagie cérébrale. Il serait assez facile de la distinguer de l'apoplexie passive. Comme les premiers progrès de l'hydrocéphale chronique sont très-obscurs, il faut avoir un œil très-exercé pour la reconnaître à son début. Mais , pour peu qu'on ait l'habitude de l'observer, il est tout-à-fait impossible de la méconnaître à une époque plus avancée. L'ex-

pression de la face , et surtout les troubles cé-
rébráux ont un caractère propre auquel on ne
peut se méprendre.

Traitement. Le traitement a d'autant plus de
succès, comme je l'ai déjà dit , qu'il est appliqué
plus tôt. Employé dès le début, il parvient souvent à borner les progrès de l'hydropisie et à la
guérir ; la maladie arrivée à un certain degré est
tout-à-fait incurable. Les moyens qu'on ten-
terait alors ne feraient que hâter la mort. De
tous ceux qu'on peut employer dans le traitement de cette hydrocéphale , il n'en est pas
de plus efficace que l'établissement d'un exutoire à la nuque, et surtout un séton. Quand
j'ai été appelé dans les premiers instans de la
maladie , j'ai toujours eu à me louer de ce
moyen (1). Viennent ensuite les vésicatoires aux
bras et aux cuisses, les frictions avec la teinture de cantharides le long de la moelle de l'é-
pine , les diurétiques chauds, les décoctions de
quinquina avec l'acétate d'ammoniaque ou l'é-
ther nitrique, les bols camphrés et nitrés ; les

---

(1) Plusieurs moxas appliqués sur le trajet des sutures
m'ont aussi réussi. M. *Regnault* (Mémoire sur l'hydrocéphale , 1812) a éprouvé l'efficacité de ce moyen
dans l'hydrocéphale des enfans.

potions toniques excitantes, les frictions mercurielles à petites doses lorsque le malade est encore assez fort et peu âgé, l'usage fréquent des purgatifs, et notamment celui du calomélas. Le régime doit être restaurant. La médecine morale est d'une très-grande aide. Il faut bien se garder de se relâcher du traitement aussitôt qu'on voit les symptômes améliorés ; on ne doit le faire qu'après leur entière disparition, qu'après que le malade a recouvré l'usage de ses membres, et le plein exercice de ses facultés mentales. Il est même bon d'entretenir pendant long-temps un exutoire à la nuque, afin de prévenir les récidives.

A l'appui de cette description de l'hydrocéphale chronique des vieillards , je vais , pour la rendre plus complète, rapporter dans tous ses détails une observation de cette maladie.

Madame veuve Bérard , âgée de soixante-quinze ans , habitait cet hospice depuis 1810. Cette femme, d'une constitution replète , était lymphatique à l'excès : face d'un blanc terne, yeux bleus, cheveux jadis blonds ; tissu cellulaire gorgé d'une graisse fluide, peau molle, flasque et pâle , lenteur remarquable des actions , répugnance extrême pour toute espèce d'exercice ; conception très-bornée ; goût décidé pour la

retraite et la méditation religieuse; pleurs conti-
nuels et sans motif.

Au mois de juillet 1817, Mad. Bérard com-
mença à se plaindre de céphalalgie, de pesanteur
de tête, d'éblouissemens fréquens : les extrémités
s'infiltrèrent; la répugnance pour le mouvement
et l'apathie s'accrurent au point que la malade
ne voulut plus sortir de son lit, où elle passait
les journées entières la bouche béante, l'œil fixe
et humide, paraissant plongée dans un recueil-
lement profond, quoiqu'elle ne songeât à rien.
Peu à peu les membres s'engourdirent et se
paralysèrent, les gauches plus tard que les droits;
en même temps la perte de connaissance et de
la mémoire devint complète; la malade oubliait
même de manger; elle serait morte de faim, si
l'on n'eût eu l'attention de lui introduire les
alimens dans la bouche. Ceux-ci ne paraissaient
faire aucune impression sur son palais; elle
les mâchait automatiquement et les avalait sans
choix. L'amaigrissement fit des progrès rapides;
les pupilles étaient depuis long-temps dilatées
et immobiles; l'ouïe se perdit également; la paralysie devint générale; l'infiltration cutanée
gagna l'abdomen et le thorax; dès-lors la respiration s'embarrassa, se ralentit de plus en plus,
et devint râlante; le pouls d'une rareté extrême,

disparut par degrés; enfin le 25 décembre les extrémités se refroidirent, le corps se couvrit de sueur froide, et la malade s'éteignit, pour ainsi dire, sans qu'on ait pu noter l'instant où elle avait rendu le dernier soupir.

Ouverture du crâne. Méninges décolorées, cerveau d'un blanc mat, mou et infiltré, quatre onces au moins d'une sérosité claire dans chaque ventricule, même quantité à peu près épanchée à la base du crâne.

Thorax et abdomen. Un peu d'eau dans ces cavités; tous les viscères très-pâles, mais sains; cœur flasque et petit.

Cette observation présente un tableau fidèle de l'hydrocéphale chronique des vieillards. Cette maladie doit inspirer d'autant plus d'intérêt, qu'elle est extrèmement commune, et qu'elle n'est pas au-dessus du pouvoir de l'art. J'engage beaucoup les praticiens à lui accorder toute leur attention, à en recueillir toutes les observations et à faire de nouvelles recherches, afin de perfectionner son traitement, et de compléter ainsi un travail que je n'ai fait qu'ébaucher. Pour moi, je me livrerai à son étude avec la plus vive ardeur; je ne laisserai échapper aucune occasion de l'observer; et si je parviens à de nouvelles découvertes, je les communiquerai aussitôt. Il est si doux d'être utile à ses semblables!

ARTICLE ONZE.

MALADIES QUI PEUVENT COMPLIQUER L'APOPLEXIE.

La fièvre, comme complication de l'apoplexie, n'est pas si rare que le pense M. *Rochoux*, surtout si l'on admet l'existence de cet état pathologique toutes les fois qu'il y a chaleur brûlante à la peau, dureté et fréquence du pouls.

Hippocrate, ayant reconnu cette complication, y avait attaché une grande importance. (Aphor. xv, sect. vi. *Coac.* prænot. 3, lib. 2 ; caput 23.) WERLOF (tom. 1, pag. 55), CAMÉRARIUS (*Dissertatio de apoplexiâ cum febre, Tubingæ*, 1717), et PROSPER MARTIAN, l'ont également admise. DURET était du même avis (*Comment. in Coac.* HIPP. pag. 456). CÆLIUS AURÉLIANUS (dans sa définition), VAN-SWIETEN (*Comment. in aph.* BOERHAVII, sect. 1017), et PONSART (pag. 36), ont cherché au contraire à nier cette complication.

Quelque diverse que soit l'opinion des auteurs à ce sujet, voici au reste ce que l'observation démontre. La fièvre dite *inflammatoire*, caractérisée par la sécheresse de la langue, la chaleur brûlante de la peau, la force et la dureté du pouls, etc., est la compagne inséparable de l'apoplexie active ; elle persiste tout le temps que durent les symptômes de l'excitation cérébrale, du *molimen hæmorrhagiæ,* dont elle indique les divers degrés ; elle disparaît ordinairement dès que l'épanchement est complet.

La forme bilieuse que la fièvre revêt souvent, soit au début soit à une période plus avancée de l'apoplexie, est, d'après M. *Broussais,* plus rarement due à l'existence de l'embarras gastrique qu'à la concomitance d'un certain degré de *gastrite.* Il paraît que la complication de cette phlegmasie est beaucoup plus fréquente qu'on ne le croit. Lorsqu'elle existe, la peau est le siége d'une chaleur âcre, sèche et brûlante, le pouls est petit, serré et rare, la région épigastrique gonflée et sensible au toucher, la langue recouverte à sa base d'un enduit blanc jaunâtre très-sec : elle est écarlate à sa pointe et ses bords ; le malade est tourmenté de rots, de vents, de nausées, de vomissemens bilieux ; un teinte jaune se fait remarquer autour des lèvres et des ailes du nez.

Le caractère ataxique de la fièvre, le délire, les convulsions, les soubresauts des tendons, et autres symptômes nerveux que présentent quelques apoplectiques, doivent presque toujours être attribués à la coexistence de l'arachnitis; du moins j'ai trouvé, dans sept cas d'apoplexie compliquée de ces symptômes, l'arachnoïde enflammée, et un liquide louche dans les ventricules. M. *Broussais* prétend encore qu'une gastrite intense peut les déterminer.

L'adynamie vraie ne complique jamais l'apoplexie active, mais elle précède et accompagne presque toujours l'apoplexie passive. Alors les phénomènes du *molimen hæmorrhagiæ* sont imperceptibles. L'épanchement se fait et s'accroît, pour ainsi dire, à l'insu du médecin. Les signes de l'adynamie sont trop connus pour qu'il soit besoin de les détailler ici. Cependant, qu'on s'attache bien à distinguer l'adynamie vraie, compagne presque inséparable de l'apoplexie passive, de cet état de collapsus général qui s'observe dans quelques apoplexies actives. Ici il n'y a qu'un simple affaissement des forces; le pouls, quoique petit et lent, est dur et fort; des saignées répétées dissipent cet état, tandis qu'une seule suffirait pour hâter la mort, si l'adynamie était essentielle.

L'hydrocéphale essentielle aiguë est une complication fréquente de l'apoplexie sthénique. A.

l'autopsie, on trouve à la fois un caillot sanguin dans la pulpe cérébrale et un épanchement de sérosité dans les ventricules ou à la base du crâne. On ne peut pendant la vie reconnaître cette concomitance.

Il reste encore à savoir si le ramollissement du cerveau qu'on trouve ordinairement autour du caillot apoplectique a été antérieur, concomitant ou consécutif à l'attaque.

De toutes les complications de l'apoplexie active, aucune n'est plus fréquente que l'anévrisme actif du cœur. D'après la remarque de M. *Corvisart*, on le rencontre sur les trois quarts des apoplectiques.

L'anévrisme passif n'est pas rare non plus dans l'apoplexie asthénique.

ARTICLE DOUZIÈME.

PROGNOSTIC.

L'apoplexie ne peut être qu'une maladie extrêmement grave; j'en ai donné les raisons dans ma préface. Son degré de gravité est surtout relatif au volume de l'épanchement, au lieu qu'il occupe, et à l'étendue de la désorganisation cérébrale. On porte encore un prognostic fâcheux ou favorable, d'après la constitution du sujet, le caractère sthénique ou asthénique de l'apoplexie, la période à laquelle on l'observe, l'aspect plus ou moins sinistre de ses symptômes, ses causes, et la nature de ses complications.

Prognostic relatif, 1.° *à la quantité de sang épanchée.* C'est sur le volume plus ou moins considérable de l'épanchement que repose la division de la maladie en *légère* ou *faible*, et en *grave* ou *forte. Solvere apoplexiam vehementem quidem impossibile : debilem verò non facile* , a dit *Hippocrate.* (Aph. 42, sect. 2 , *edente* LORRY.)

2.° *Au siége de l'épanchement.* L'observation a prouvé que la guérison était plus prompte et plus facile lorsque, dans l'apoplexie active, l'épanchement occupait la surface du cerveau ou les ventricules, que quand il siégeait dans les corps calleux, le centre des hémisphères , le cervelet, ou la protubérance annulaire. Lorsque ces dernières parties sont frappées d'apoplexie, la mort est toujours inévitable et subite. Jamais, que je sache, on n'y a trouvé de cicatrices apoplectiques.

3.° *A la constitution individuelle.* L'apoplexie est bien plus grave lorsqu'elle affecte des individus qui depuis long-temps y étaient disposés par leur constitution, que dans le cas contraire. L'apoplexie est constitutionnelle dans le premier cas ; le malade est voué à mourir, soit de l'attaque présente, soit d'une récidive. L'apoplexie purement accidentelle dans le second, offre beaucoup plus de chances de guérison.

4.° *A l'âge.* L'apoplexie des vieillards décrépits ou débiles est, toutes choses égales d'ailleurs, plus fâcheuse que celle qui frappe un sujet robuste et de moyen âge.

5.° *A la saison et à la constitution atmosphérique.* L'hiver, les fortes gelées, le dégel et les grandes chaleurs, sont la saison et les circonstances atmosphériques où l'apoplexie est le plus funeste.

6.° *A la nature des causes.* La nature de la cause n'a peut-être pas autant d'influence sur la gravité de l'apoplexie qu'on pourrait se l'imaginer. En effet, dès que l'épanchement est formé, peu importe qu'il ait été déterminé par une cause facile à détruire, ou fixe et permanente ; la quantité de sang épanché n'en est pas moins, dans les deux cas, l'échelle de graduation. Néanmoins il est hors de doute que l'espoir serait plus grand, et les rechutes moins à craindre, si l'on était appelé dès le principe de l'épanchement, et que la cause déterminante fût facile à détruire (des compressions accidentelles du cerveau, la présence de vers dans les intestins, une indigestion, la suppression d'une hémorrhagie habituelle, etc.), que dans les cas où la cause serait inaccessible aux ressources de l'art (des exostoses de la face interne du crâne, des lésions organiques du cerveau ou du cœur, la constitution apoplectique).

7.° *Au caractère actif ou passif de l'hémorrhagie.* L'apoplexie active est bien moins grave que l'apoplexie passive. Dans la première, les propriétés vitales conservant un certain degré d'énergie, permettent d'agir vigoureusement, d'employer des moyens violens (les saignées et les dérivatifs évacuans) mais efficaces. L'apoplexie passive porte au contraire le cachet de l'anéantissement des forces ; état qui proscrit formellement les antiphlogistiques, et met dans la dure nécessité de n'user que de moyens indirects (les toniques excitans) et de peu d'effet: aussi la mort est-elle inévitable. L'hémorrhagie active par exhalation est moins grave que celle qui se fait par rupture des vaisseaux, en ce que la lésion du cerveau y est presque nulle, et que le sang épanché occupe des surfaces où la résorption est plus facile.

8.° *Au rang numérique de l'attaque.* Toutes choses égales d'ailleurs, une seconde apoplexie est beaucoup plus grave que la première, la troisième que la seconde, etc. On voit rarement guérir d'une troisième attaque, à plus forte raison d'une quatrième ; une cinquième tue presque infailliblement (1).

9.° *A la période de l'attaque.* La guérison étant d'autant plus facile et plus prompte, que le caillot est moins volumineux, on combattra toujours l'apoplexie avec plus de succès, quand l'épanchement n'aura pas encore atteint son *summum*, qu'à une époque plus avancée.

10.° *A l'intensité et aux espèces de symptômes.* La persistance des symptômes pendant plusieurs

---

(1) J'ai rapporté l'observation d'une femme apoplectique pour la quatrième fois. On trouve bien dans le 19.° volume, page 21 du Journal de médecine, l'observation d'un homme qui essuya neuf attaques dans l'espace de dix-huit mois ; mais je doute fort qu'il ait eu neuf hémorrhagies, neuf apoplexies complètes.

jours sans aucune rémission, la maladie ayant résisté aux premiers moyens curatifs, est d'un présage sinistre. *Post sanguinis missionem, si non redit motus et mens, nihil spei superest.* (CELSUS, *de re medicâ*, lib. 3, caput. 2.) Un état caractérisé par la perte absolue de connaissance, l'ample dilatation des pupilles, l'hémiplégie complète avec refroidissement et flaccidité des membres, est des plus inquiétans. On regardera encore comme symptômes très-graves un coma profond, l'absence totale de la conscience de la vie, la petitesse et l'accélération du pouls, l'écume à la bouche, le simulacre du fumeur, le mutisme, la difficulté, et surtout l'impossibilité de la déglutition, l'insensibilité de l'estomac à l'action des émétiques, celle des membres aux sinapismes et vésicatoires, les taches, les ecchymoses de la peau, la pâleur de la face, l'enduit fuligineux de la langue, les soubresauts des tendons, les convulsions, le délire.

Les symptômes avant-coureurs de la mort sont, la sterteur (1), la faiblesse et l'intermit-

______

(1) La sterteur est due à la paralysie des muscles inspirateurs, qui, de tous, sont les plus vivaces. Ce symptôme est très-facheux : il peut à lui seul donner la mesure du danger. « *Stertor est, cæteris paribus, mensura periculi.*» (SAUVAGES.)

tence du pouls, le grincement de dents, l'extinction du regard, le voilé des yeux, la flétrissure de la cornée, la paralysie du pharynx, l'aspect cadavéreux de la face, le refroidissement des extrémités, l'émission involontaire des urines et des matières fécales, le délire, la roideur tétanique, etc.

Au contraire, on concevra de l'espoir, si l'on voit une amélioration des symptômes après les premières saignées; si alors la figure redevient sereine, l'œil expressif, la respiration plus régulière et le pouls plus souple; si l'estomac est sensible aux émétiques, si la bouche et la langue recouvrent leur rectitude; si la connaissance se rétablit, que le malade envisage son état comme satisfaisant, qu'il évacue convenablement; si surtout il commence à ressentir une espèce de fourmillement dans les membres paralysés, signe précurseur du retour de la vie dans ces parties.

11.º *Aux complications.* Il serait presque inutile de dire que l'apoplexie est bien moins dangereuse quand elle est exempte de complication, que dans le cas contraire.

La fièvre inflammatoire, au début, annonce tantôt une forte congestion cérébrale, une vive excitation de l'encéphale ; d'autres fois elle indique l'association d'une gastrite, d'une arachnitis ou de toute autre phlegmasie. Elle est d'un plus mauvais augure dans les derniers cas que dans le premier. La complication de la gastrite est non-seulement grave par elle-même, mais encore parce qu'elle contrarie le traitement de l'apoplexie en contre-indiquant l'application des irritans dérivatifs sur l'estomac. L'état adynamique, qui accompagne fréquemment l'apoplexie passive, est la plus fâcheuse des complications ; elle ne laisse aucun espoir de guérison.

En général, la fièvre n'est favorable que dans deux circonstances : 1.° lorsqu'elle annonce une évacuation critique (*si febris accedit, solutio fit.* Hipp. *prænot.* 3); 2.° quand elle n'est que le symptôme d'une phlegmasie extérieure également critique.

12.° *Enfin aux accidens consécutifs.* Parmi les accidens consécutifs on note, comme les plus graves, l'hémiplégie complète avec dessèchement des membres, la perte de la vue, un état de démence : un simple embarras de la prononciation, un léger engourdissement, l'affaiblissement de la vue, une surdité incomplète, l'émission involontaire des larmes, sont d'une bien moindre conséquence.

ARTICLE TREIZE.

TRAITEMENT.

Afin de mettre plus d'ordre dans l'exposé du traitement de l'apoplexie, je le diviserai en deux sections. Le *traitement curatif* fera le sujet de la première; la seconde comprendra le *traitement prophylactique* ou *préservatif*.

Ire PARTIE. — TRAITEMENT CURATIF.

On doit considérer deux chefs principaux dans le traitement de l'apoplexie: 1.° le traitement de l'attaque; 2.° celui des accidens consécutifs.

§. Ier. — *Traitement de l'attaque.*

Pour tracer avec précision et méthode les règles à suivre dans le traitement d'une apoplexie, il convient d'examiner successivement cette hémorrhagie d'abord dans un état de simplicité parfaite, puis modifiée par certaines circonstances, ou compliquée d'autres maladies, qui peuvent requérir les unes et les autres des

10

variations dans le traitement, ou même en exiger un particulier.

On a long-temps élevé des doutes sur l'utilité de la médecine dans l'apoplexie ; en conserver aujourd'hui , ce serait se montrer tout-à-fait étranger aux progrès de l'art , aux lois de la physiologie, et surtout à l'observation.

Je ne puis me persuader qu'il existe un seul médecin assez entiché de la puissance médicatrice de la nature pour rester inactif à l'aspect d'une apoplexie. Certes, les indications sont trop précises, le besoin d'y satisfaire trop urgent, le danger du malade trop imminent pour qu'il ne se hâte pas d'employer tous les moyens de l'y soustraire.

La médecine est toujours utile dans l'apoplexie ; elle est indispensable dans l'attaque ; elle est encore nécessaire contre les accidens consécutifs.

Les premiers secours sont toujours les plus efficaces. Administrés avant que l'épanchement soit formé , ils le préviennent et font avorter l'hémorrhagie ; employés dès le début de celle-ci , ils l'arrêtent, s'opposent à un plus ample épanchement , et conséquemment rendent la maladie moins grave et plus facile à guérir. Enfin, portés après le complément de l'hémorrhagie, ils préviennent une nouvelle congestion cérébrale, et aident à la résorption du caillot. C'est donc sur les premiers moyens qu'on doit fonder presque tout son espoir. Les remèdes les plus puissans échouent lorsqu'ils ne sont pas employés à temps, lorsque l'épanchement est considérable, et la désorganisation du cerveau profonde.

Apoplexie active. Voici la conduite qu'on devrait tenir si l'on était appelé au début d'une apoplexie active. On commencerait par dépouiller le malade de ses vêtemens, ou du moins à les desserrer; on le ferait asseoir; on aurait soin de l'exposer à un courant d'air; des compresses trempées dans de l'eau froide ou le vinaigre rosat, des affusions froides, ou une vessie remplie de glace, seraient appliquées sur la tête et souvent renouvelées (1). J'ai lu, à l'article *Ligature* du Dictionnaire des sciences médicales, que *Camérarius* pratiquait la ligature des membres au début de l'apoplexie.

----

(1) Quelques médecins conseillent encore (et le vulgaire ne manque point de suivre leur avis) de remplir la bouche de gros sel au début de l'attaque, afin de faire avorter la maladie. Ce moyen est très-innocent.

Si la congestion cérébrale était très-forte, la face rouge, le pouls dur et plein, le malade d'une constitution robuste, une copieuse saignée de la jugulaire serait pratiquée avec avantage.

On administrerait un lavement purgatif dans le double but de désemplir le rectum et de déterminer une irritation dérivative sur le tube intestinal. On le rendrait purgatif en le composant d'une décoction de séné, de rhubarbe avec quelques gros de sel de *Glauber*, une poignée de muriate de soude, ou quatre onces de vin émétique. M. *Portal* préfère les lavemens d'assafœtida à très-haute dose aux lavemens purgatifs, en ce que, selon lui, ils évacuent sans irriter (1). On mettrait le malade à une diète sévère, et on l'abreuverait d'une limonade tartareuse, si la déglutition était libre.

Le lendemain, et pendant toute la durée du *molimen hæmorrhagiæ*, on reviendrait à la saignée générale ou locale, préférant alors l'ouverture de la saphène, et appliquant les sangsues à la base du crâne.

----

(1) Quoique tous les auteurs préconisent les lavemens de tabac, je n'hésite pas à les proscrire, l'observation m'ayant prouvé qu'ils ont une action narcotique qui augmente la stupeur.

Dès que la congestion aurait cessé , qu'on n'aurait plus de doute sur le complément de l'épanchement, s'il existait des signes de pléthore bilieuse, que la région de l'estomac fût peu gonflée et insensible , on administrerait trois ou quatre grains d'émétique , et l'on rendrait la boisson du malade laxative.

Les vésicatoires , les sinapismes et les pédiluves irritans ne seraient de même employés qu'après l'entière cessation de la congestion sanguine ; ce que l'on reconnaîtrait à la disparition de la rougeur et du gonflement de la face , à l'expression du regard , à la souplesse du pouls, au retour d'un certain degré de connaissance, etc. Ces topiques, mis en usage plus tôt, auraient un résultat entièrement opposé à celui qu'on s'en serait promis ; ils augmenteraient infailliblement l'afflux du sang vers le cerveau au lieu de le tempérer. Au contraire , à l'époque où je les conseille, c'est-à-dire après avoir suffisamment désempli le système sanguin, l'irritation dérivative qu'ils déterminent s'opposerait efficacement à l'épanchement d'une nouvelle quantité de sang.

Ce traitement aurait un succès certain et prompt, s'il n'y avait encore qu'un simple engorgement des vaisseaux cérébraux. Mais mal-

heureusement· il est assez rare que l'on soit
appelé à cette époque de l'attaque ; trop souvent les parens ou amis du malade n'ont recours
au médecin qu'au moment où la perte de connaissance et l'hémiplégie les avertissent qu'il est
gravement affecté. D'autres fois l'apoplexie débute avec une telle promptitude, marche avec
une telle rapidité, que le malade est frappé de
paralysie avant qu'on ait songé à le secourir.

C'est surtout dans ces cas fâcheux qu'il faut
agir vigoureusement. S'il subsiste encore de la
congestion au cerveau quoiqu'un épanchement
considérable se soit déjà formé, il faut saigner
et saigner largement, sans s'inquiéter de l'état
où se trouve l'estomac, qu'il soit vide ou sur-
chargé d'alimens, qu'il y ait ou non embarras
gastrique. Saignez surtout hardiment, si à une
constitution replète se joignent les symptômes
d'une gastrite aiguë. Il est préférable de faire la
première saignée copieuse que d'en pratiquer
successivement plusieurs petites, celles-ci ne
pouvant opérer une assez prompte déplétion
du système vasculaire. *Tulpius* était si pénétré
de cette vérité, qu'il conseillait de tirer du sang
des deux bras à la fois. *Hoffmann* recommande
aussi de fortes saignées : *Ut sanguis citatiori et
liberaliori flumine efferatur, quia lentus effluxus*

juvet nihil. Il saignait indifféremment de la jugulaire, du bras et du pied. *Morgagni,* considérant qu les veines occipitales entretiennent des communications directes avec celles des méninges, conseille leur phlébotomie. *Catherwood* se prononce pour l'artériotomie; il est suivi en cela par quelques médecins anglais. Je n'approuve pas cette opération : outre la longueur de ses apprêts, elle exige, après la sortie du sang, une forte compression de la tête, qui bientôt en annule l'effet en s'opposant au dégorgement du système sanguin céphalique.

Arétée (lib. 1, caput 4) et *Morgagni* désemplissaient les veines occipitales par l'application de ventouses scarifiées. Ce moyen ne procure pas une saignée assez copieuse, une déplétion assez prompte; il doit par conséquent être rejeté au début d'une forte attaque d'apoplexie, malgré l'autorité de *Zacutus Lusitanus* (*opera omnia,* 2 vol. in-folio, *Lugduni,* 1649. — Vol. 1 *Medicorum principiorum historia,* libri 1. — *De Affectibus capitis,* observ. 52, pag. 64) qui cite en sa faveur deux cas de guérison. *Severin,* *Lancisi,* *Friendus* (*in Med. ratio. system.,* tom. 3, sect. 2, cap. 9), le plus grand nombre des médecins, et *Zacutus* lui-même, préfèrent la saignée de la jugulaire.

Croirait-on qu'un médecin, M. *Dejean*, professeur à Caen, ait donné le conseil absurde de saigner le sinus longitudinal supérieur, après l'avoir mis à découvert par une couronne de trépan (1)? Pour moi, je suis tellement convaincu que la saignée de la jugulaire est la plus efficace, à cause des rapports de continuité établis entre les sinus cérébraux et cette veine, que, pour peu que la congestion soit forte, je ne manque jamais de la pratiquer sitôt que j'arrive près du malade. Je dois à cette conduite la guérison de plusieurs apoplectiques.

Il faut avoir l'attention de ne comprimer la veine qu'avec le pouce de la main qui n'opère pas ; tout bandage compressif appliqué sur le cou ayant l'inconvénient de gêner la circulation du cerveau. Je m'abstiens encore de bande pour la réunion de la plaie; je l'opère au moyen d'un large emplâtre agglutinatif.

On serait forcé de renoncer à cette saignée pour recourir à celle du bras ou du pied, si le sang ne sortait qu'imparfaitement.

----

(1) Le même auteur s'est encore efforcé de remettre en vigueur le projet extravagant que conçut *Putod* (Gazette de santé, 1778, p. 16), de guérir l'apoplexie par l'opération du trépan.

Si l'on se décide pour la saignée du bras, faut-il la pratiquer du côté sain ou du côté paralysé ? Les opinions sont partagées sur ce point. *Baglivi* se prononce pour le côté paralysé. La mobilité que conserve le bras sain, le plus grand degré de vie qui l'anime, y rendant la circulation plus facile, doivent engager le médecin à préférer ce membre. C'est aussi l'avis d'*Arétée*, « *A salubribus enim partibus sanguinem haurire oportet, hoc enim sanguis facilè elabitur.* » (*De Curat. apoplexiæ*, page 81.)

La saignée a été regardée de tout temps comme le moyen curatif par excellence de l'apoplexie : c'était sur elle seule qu'*Arétée* et *Paul d'Égine* fondaient tout leur espoir. Néanmoins elle a eu une foule de détracteurs, même parmi les médecins d'un grand nom. Il est de fait qu'elle est loin de convenir à toutes les périodes de la maladie, et que son application n'est pas rigoureuse et précise dans tous les cas. *Venæ sectio vel occidit, vel liberat,* a dit *Celse*. Elle convient tout le temps que la congestion cérébrale existe ; alors elle a non-seulement l'avantage de la dissiper, mais encore, en débarrassant le cerveau, elle réveille en même temps la sensibilité de l'estomac, tire cet organe de l'espèce de stupeur où il était plongé, et prépare le succès des vomitifs.

M. *Portal* cite l'observation d'un apoplectique chez lequel l'émétique, donné de suite, n'eut son effet qu'après la deuxième saignée.

La faiblesse extrême, la pâleur de la face, la petitesse du pouls, contre-indiqueraient seules cette opération ; elle serait mortelle dans l'apoplexie passive, surtout s'il existait un état adynamique prononcé, et que le malade fût un vieillard décrépit. Elle serait peu utile si l'épanchement était entièrement achevé ; elle serait entièrement superflue si le retour de la congestion cérébrale n'était plus à craindre ; enfin elle hâterait la mort, employée dans les derniers instans.

Il est de la plus haute importance, comme je l'ai dit à l'article *diagnostic*, de distinguer l'adynamie vraie de la simple oppression des forces. Ce dernier état, très-fréquent dans les apoplexies actives, où il annonce un effort hémorrhagique formidable, loin de contre-indiquer la saignée, la réquerrait impérieusement : on le voit en effet disparaître à mesure qu'on tire du sang (1).

------

(1) Le sang retiré des vaisseaux ne présente, en général, rien de remarquable ; jamais de couenne inflamma-

La lenteur du pouls, toujours en proportion de l'embarras cérébral, loin de s'opposer à la saignée, invite à la pratiquer. Il est des cas où l'on ne peut réitérer cette opération autant de fois que l'état du malade l'exigerait. En effet, quoique la congestion cérébrale persiste, il arrive quelquefois que le malade tombe dans un tel anéantissement après les premières saignées, qu'il n'est plus permis d'y revenir. Il faut alors suppléer à la phlébotomie générale par l'application de sangsues à la base du crâne, sur le trajet des veines jugulaires, aux narines (*Lancisi*, page 116.), aux pieds, et surtout à l'anus ou à la vulve, s'il y a suppression d'un flux hémorrhoïdal ou menstruel. De cette manière on entretient la dérivation, on contre-balance avantageusement l'effort du sang vers le cerveau sans trop affaiblir le malade. Jamais, quoique les auteurs le conseillent, je n'appliquerai les sangsues aux tempes, derrière les oreilles ou à l'occiput, l'expérience m'ayant démontré que, bien loin alors de détourner le sang du cerveau, l'irritation que causent leurs piqûres excite ce liquide à s'y porter davantage. On a pour preuve

---

toire, à moins de la coexistence de l'arachnitis ou de toute autre phlegmasie.

de ce que j'avance ici la tuméfaction œdémato-sanguine de la tête, les ecchymoses qui se remarquent sur cette partie le lendemain de la chute des sangsues (effets que j'ai observés sur moi-même). Si l'on veut annuler ce mauvais résultat, il faut en appliquer un nombre suffisant pour que la quantité du sang évacuée non-seulement dégorge l'encéphale, mais encore prévienne le fâcheux effet de l'irritation des piqûres (1).

____

(1) M. le docteur *Sarlandière* vient d'inventer un instrument dont l'art ne peut manquer de tirer un très-grand parti dans le traitement de l'apoplexie. Cet instrument, qu'il a nommé *bdellomètre* pour indiquer son principal but, peut remplacer avantageusement les sangsues et les ventouses scarifiées dans toutes les circonstances où la saignée capillaire est requise, et n'a aucun de leurs nombreux inconvéniens. Il a surtout de précieux d'offrir au médecin un moyen d'évaluer avec précision la quantité de sang qu'il veut évacuer, et de graduer pour ainsi dire la saignée capillaire à volonté.

Le bdellomètre, dont le mécanisme, fondé sur de bons principes de physique, est des plus ingénieux, et dont l'action imite parfaitement celle des sangsues (*ponction* et *succion*), consiste en un globe de verre de la forme des ventouses ordinaires, présentant trois tubulures, l'une à la partie latérale inférieure de son corps, sur

Ce n'est qu'après que la congestion cérébrale
sera dissipée, que l'effort hémorrhagique aura
cessé, qu'on devra établir des irritations déri-
vatives sur différentes parties. Ce n'est donc que
du deuxième au quatrième jour, quelquefois
plus tard, rarement plus tôt, que les vésicatoires aux cuissses, les sinapismes aux pieds et
aux genoux et les pédiluves irritans conviendront (1). Ce sera encore le seul moment où les

---

laquelle se visse un robinet propre à donner issue à
la quantité de sang qu'on veut éliminer sans désappli-
quer l'instrument; les deux autres à son sommet, dont
la plus centrale est surmontée d'une pompe aspirante
pour faire le vide, et la seconde, pratiquée obliquement,
loge un scarificateur. (Voir le Mémoire du docteur *Sarlandière* pour de plus amples détails.)

(1) M. *Portal*, p. 427, conseille aussi de désemplir les
vaisseaux avant d'appliquer les vésicatoires; il détaille
dans une note particulière les nombreux accidens qui
peuvent et qu'il a vus résulter de l'emploi prématuré de
ces topiques.

On appliquerait avec avantage un sinapisme à un
pied, et un vésicatoire à la cuisse; on entretiendrait de
cette manière une irritation continue, l'action du vésicatoire commençant au moment où celle du sinapisme
cesserait.

Les pédiluves seraient rendus irritans par l'addition

vomitifs pourront être donnés avec succès et sans inconvénient. Jamais on ne doit les employer tant que la congestion cérébrale existe, tant que l'épanchement continue ou a tendance à se renouveler.

Pour se convaincre des conséquences nuisibles que les vomitifs peuvent avoir dans le début de l'apoplexie, il suffit de réfléchir un instant au mécanisme du vomissement. On verra que celui-ci ne peut qu'accroître la stase du sang dans la tête en s'opposant à son libre retour au cœur, où il ne peut pénétrer aussi facilement au milieu du spasme de la poitrine. L'intumescence et la rougeur de la face, le gonflement des veines du cou pendant les efforts du vomissement, attestent ce fâcheux résultat.

On peut juger d'après cela si les émétiques, donnés au principe de l'hémorrhagie cérébrale, rempliraient le but qu'on se propose en les administrant, la dérivation. D'ailleurs à cette époque l'estomac partage l'état de collapsus général; sa contractilité est engourdie; il est insensible à l'action des irritans.

---

d'une demi-livre de farine de moutarde, d'une pinte de vinaigre, de deux onces de muriate d'ammoniaque, d'acide muriatique, ou nitro-muriatique.

Boerhaave et *Van-Swieten* son commentateur] ne prescrivaient les vomitifs qu'avec beaucoup de circonspection. *Cullen* ne les a jamais employés. *Tissot* dit qu'il ne faut pas seulement favoriser les vomissemens spontanés par de l'eau tiède, ceux-ci étant plutôt dus à la maladie du cerveau qu'à l'embarras bilieux stomacal.

Tous les praticiens sont d'accord sur ce point : faire précéder l'émétique de la saignée lorsque la congestion cérébrale est très-intense. M. *Portal* le proscrit formellement au début de l'attaque.

Mais, dès que le calme de la circulation renaît, ce qui arrive du premier au troisième jour, quelquefois même au bout de quelques heures, on donnera avec avantage quelques grains d'émétique, soit pour se débarrasser d'une complication bilieuse, soit pour contribuer, de concert avec les vésicatoires et les sinapismes, à déterminer une irritation dérivative qui puisse contre-balancer celle qui, portée sur le cerveau, tend sans cesse à y rappeler l'hémorrhagie.

Le tartre stibié est préférable à l'ipécacuanha sous tous les rapports. Si la déglutition est libre, on en fera dissoudre trois ou quatre grains dans six onces d'eau sucrée ou d'eau distillée de violette, de pensée tricolore, d'arnica ou de polygala, qu'on donnera en trois doses à un quart d'heure de distance.

En ajoutant quelques grains de muriate de soude ou d'ammoniaque à l'émétique, on augmente de beaucoup sa propriété vomitive. Ce moyen est très-précieux dans l'apoplexie, où souvent des doses énormes de ce sel, administré seul, ne peuvent provoquer le vomissement. Il ma réussi un très-grand nombre de fois.

S'il y a un certain degré de dysphagie, on fera prendre une cuillerée à bouche de cette dissolution toutes les cinq à dix minutes jusqu'à production du vomissement. On excitera celui-ci en faisant boire autant que possible de l'eau tiède. Si la déglutition était totalement impossible et les mâchoires serrées, je conseillerais de porter la dissolution émétisée dans l'estomac au moyen d'une sonde de gomme élastique introduite par les fosses nasales. Ce mode d'administration, dont ne parlent pas les auteurs, peut être de la plus grande utilité, la déglutition restant très-rarement libre dans l'apoplexie. Il m'a complètement réussi dans un cas de dysphagie absolue, qui m'en suggéra l'idée. Le vomissement eut lieu, les mâchoires se desserrèrent; la déglutition se rétablit assez pour faire avaler quelques gorgées de boissons.

M. *Laennec* obtint des vomissemens, dans un cas semblable, en faisant frictionner circulairement l'épigastre avec un mélange de dix grains d'émétique et d'un peu de cérat. Le tartrite antimonié de potasse employé ainsi, a d'ailleurs un second effet avantageux ; il détermine en vingt-quatre heures sur la partie où on l'applique une éruption vésiculaire varioliforme, qui fait dans ce cas l'office d'un vésicatoire.

Enfin, dans un cas qui requerrait impérieusement le vomissement, si on n'avait pu le provoquer par aucun moyen, on serait peut-être autorisé à injecter une solution émétisée dans les veines. Les expériences faites sur les animaux ont prouvé que l'effet de l'émétique administré de cette manière était infaillible. On trouve dans le Recueil des mémoires de la société de Copenhague un exemple de succès de ce mode d'administration de l'émétique. Un homme avait avalé un morceau de tendon. Ce corps s'étant arrêté dans la gorge, menaçait de suffoquer le malade. Tous les moyens tentés pour l'extraire avaient été infructueux, la mort était inévitable, et devait être prochaine : on se hasarda d'injecter deux grains d'émétique dans les veines. Bientôt le vomissement eut lieu, et le corps étranger fut expulsé.

Si l'on se décidait à tenter cette opération on ouvrirait de préférence, d'après le conseil de *Fodéré*, une veine du dos de la main, on exprimerait le sang du bout supérieur, et l'on y pousserait la dissolution antimoniée avec ménagement. La dose serait de deux grains dans deux onces d'eau. On se servirait d'une petite seringue à canon long et effilé. On aurait bien soin d'en faire arriver le liquide jusqu'à l'orifice, afin de la priver complètement d'air ; les expériences de *Bichat* sur les animaux ayant démontré qu'il suffisait d'une très-petite quantité de ce fluide, injecté dans les veines, pour faire périr un homme (1).

---

(1) Cependant. MM. *Orfila* et *Magendie* se sont convaincus qu'on pouvait introduire sans danger une très-grande quantité d'air dans le système sanguin, pourvu que l'on eût l'attention de l'y pousser à plusieurs reprises et par petites parties.

M. *Nysten*, qui croit, avec *Bruner* et *Morgagni*, que l'apoplexie peut dépendre de la présence de gaz dans les vaisseaux du cerveau, dit que, pour qu'un gaz produise cet effet, il faut qu'il soit très-abondant, et qu'on ne doit pas lui attribuer la mort, lors même qu'il est en quantité notable.

Cette opération serait peut-être avantageuse dans quelques cas ; mais il faudrait qu'elle fût l'unique moyen de sauver le malade pour qu'on s'y décidât, car elle est très-délicate, et peut causer la mort. Le tartre stibié produit quelquefois, au lieu de vomissemens, des évacuations alvines copieuses ; il faut alors seconder cet effet en administrant des boissons laxatives.

M. *Broussais*, vu l'insensibilité de l'estomac à l'action de l'émétique dans les premiers jours de l'apoplexie, conseille de donner ce sel à très-haute dose, 10 à 12 grains, par exemple. Je n'oserais jamais l'imiter, persuadé qu'une si grande quantité d'émétique, séjournant long-temps dans l'estomac, pourrait y produire des désorganisations d'autant plus dangereuses, qu'au milieu de la torpeur générale aucun signe extérieur ne les dévoilerait.

M. *Orfila*, en faisant l'histoire de l'émétique, rapporta dans une de ses leçons de médecine légale l'observation d'un apoplectique à qui on avait donné vingt grains de ce sel en une seule dose, et à l'autopsie duquel on trouva tous les désordres d'un empoisonnement, une inflammation très-considérable de l'estomac et des poumons. Cette dose d'émétique, quoique énorme, n'avait pas provoqué le vomissement comme cela arrive souvent au début de l'apoplexie, et par conséquent avait eu tout le temps d'exercer ses ravages.

M. *Paillet*, interne de l'hôpital Saint-Antoine, a cependant lu en 1817, à la société d'instruction médicale, l'observation d'une apoplexie traitée et guérie par des doses énormes d'émétique ; le malade, qui en avait pris jusqu'à soixante-quatre grains par jour dans une pinte d'infusion d'arnica, n'avait commencé à vomir que le jour où la dose fut portée à quarante-huit.

M. *Laennec* m'a assuré avoir également donné avec avantage jusqu'à un gros d'émétique à plusieurs apoplectiques. Mais cette conduite, justifiée par le succès, ne peut être avouée par la prudence.

Après que la congestion cérébrale a été dissipée, et que l'émétique a été administré, il convient d'entretenir une irritation sur le canal intestinal en rendant les boissons laxatives. On ajoute à cet effet deux onces de pulpe de casse, de tamarins, de manne, quelques gros de sulfate de soude, de potasse, ou un demi-grain à un grain d'émétique, à une pinte d'eau de veau, de petit-lait, d'une infusion d'arnica, de tilleul ou de valériane. On pourrait encore, dans le cas de dysphagie complète, faire parvenir ces boissons dans l'estomac en les injectant par une sonde passée dans les narines, mais avec beaucoup moins d'avantage que pour la solution d'émétique concentrée. La diète doit être rigoureuse, et les boissons rafraîchissantes au début de l'apoplexie et pendant toute la durée du *molimen hœmorrhagiœ*. On donne pour tisane une limonade tartareuse, l'orangeade, l'oxycrat, l'hydromel, ou l'orgeat. Mais, aussitôt que toute crainte de récidive a cessé, que la connaissance est revenue, la stupeur dissipée, en un mot que le malade ne conserve plus d'autre symptôme de l'attaque que la paralysie, on doit chercher à réconforter l'estomac par un régime rendu chaque jour plus analeptique et par des médicamens toniques et fortifians, tels qu'un peu de confection d'hyacinthe, d'extrait de genièvre, quelques onces de vin de kina, d'aunée, d'absinthe, des potions rendues excitantes par l'addition de deux gros à une once d'esprit de *Mendérérus*, d'un alcohol aromatique (1). Quelques grains de camphre ou de musc, la teinture de casto-

---

(1) M. *Portal* dit avoir obtenu beaucoup de succès d'une potion composée de deux onces d'eau de menthe et de fleurs d'oranger, vingt gouttes d'éther acétique, et deux gros d'esprit de *Mendérérus*.

réum, feront la base des potions toniques an-tispasmodiques, qu'on administrera dans le cas de complication de l'apoplexie avec quelque affection nerveuse.

L'on fait en même-temps sécher les vésica-toires qu'on avait entretenus jusqu'alors avec soin pour prévenir le retour de l'hémorrhagie, et on ne s'occupe plus que du traitement des accidens consécutifs, ainsi que je l'indiquerai plus bas.

Apoplexie passive. La conduite du médecin dans le traitement de l'apoplexie passive est des plus embarrassantes. En effet, il est privé de la classe des remèdes qui pourraient seuls avoir quelque efficacité contre l'hémorrhagie; et ceux qu'il est forcé d'employer, n'agissant que d'une manière générale et indirecte, sont presque toujours inutiles. Aussi l'apoplexie passive, heu-reusement beaucoup plus rare que l'active, guérit-elle rarement.

La saignée générale est formellement proscrite dans cette apoplexie. Cependant, comme il existe quelquefois au milieu de l'asthénie gé-nérale une pléthore locale et momentanée de l'encéphale, on pourra se permettre l'application de ventouses à la nuque ou de sangsues à la base du crâne ; mais il serait dangereux de trop insister sur les évacuans, car la prostration est radicale. On devra promptement recourir aux excitans et toniques intérieurs, dans le double but de relever les forces et de rétablir l'équilibre de la circulation.

Les vésicatoires seront seulement volans, les sinapismes souvent renouvelés. On fera des frictions avec la teinture de cantharides, l'alcohol camphré ou l'éther acétique sur le trajet de la moelle épinière. L'émétique, nuisible en lavage, pourra convenir à dose vomitive.

On fortifiera le malade par une alimetantion très-nutritive et de facile digestion ; on lui fera boire un peu de vin de Bordeaux ou d'Alicante ; on lui prescrira des potions fortifiantes faites avec le kina, la cannelle, l'écorce d'orange, la vanille, etc.; on lui donnera chaque matin deux à quatre onces d'un vin amer ; on cherchera enfin à relever ses forces par tous les moyens possib es.

Dès qu'on aura eu le bonheur d'y parvenir ; que le pouls aura repris de l'étoffe, que le malade aura recouvré la connaissance et l'appétit, on sera arrivé au point de n'avoir plus qu'à s'occuper de la paralysie ou autres suites de l'hémorrhagie.

Apoplexie des nouveau-nés. L'apoplexie des nouveau-nés requiert la prompte section du cordon, ou sa déligation, s'il a été lié. On fera des frictions sur l'abdomen; on plongera l'enfant dans un bain tiède, d'après le conseil de *Beaudelocque*, si l'écoulement du sang est difficile; enfin on appliquera une à deux sangsues derrière les oreilles, si l'hémorrhagie ombilicale ne peut être provoquée par aucun moyen.

Traitement des complications. 1.° La fièvre du début, résultat du *molimen hæmorrhagiæ*, exige la diète, les antiphlogistiques et les boissons tempérantes.

2.° La teinture de digitale à haute dose convient, surtout comme sédative de la circulation, lors de la coexistence d'un anévrisme actif du cœur.

3.° Outre que la gastrite exige des rafraîchissans et la diète la plus sévère, elle proscrit formellement l'emploi des vomitifs et des toniques. On applique avec succès une vingtaine de sangsues à l'épigastre, et mieux encore à l'anus.

4.° L'embarras gastrique simple ou essentiel requerra l'émétique sitôt qu'on aura dissipé la congestion cérébrale par les antiphlogistiques.

5.º La forme ataxique que revêt la fièvre dans le cas de complication d'arachnitis exigera l'application de glace sur la tête, des boissons rafraîchissantes et émétisées, et une diète sévère. On saigne le malade, on appose des sangsues à la base du crâne ou au fondement, et l'on se garde bien d'employer les topiques irritans, qui auraient alors le fâcheux effet d'aggraver l'état du malade.

6.º L'état adynamique, presque inséparable de l'apoplexie passive, commande d'abandonner toute espèce d'antiphlogistique pour recourir aux toniques, aux potions excitantes, et à un régime analeptique. Les lavemens irritans, les sinapismes et les vésicatoires volans, conviendront aussi.

7.º Le ramollissement du cerveau et l'hydrocéphale aiguë concomitans ne pouvant être reconnus, n'exigent aucun traitement particulier.

Traitement des symptômes. Lorsque ni les irritans extérieurs, ni l'émétique n'ont pu tirer le malade de la stupeur, un large vésicatoire appliqué sur le cuir chevelu y parvient quelquefois.

Les convulsions, dues tantôt à l'arachnitis concomitante, d'autres fois seulement à l'épanchement apoplectique , requièrent , dans les deux cas, les antiphlogistiques, et de plus, dans le dernier, quelques antispasmodiques, quand· la congestion cérébrale est dissipée. On surmonte une constipation opiniâtre par des lavemens purgatifs.

On remédie momentanément à la dysurie par le cathétérisme; on pratique ensuite des frictions camphrées sur l'hypogastre, et on applique un vésicatoire à la région sacrée.

Traitement des causes. La suppression d'un exanthème cutané, le dessèchement d'un ulcère , exigeraient qu'on recouvrît la partie anciennement affectée d'un vésicatoire , afin d'y rappeler ces maladies.

S'il y avait des vers intestinaux', on associerait quelques anthelmintiques au traitement antiapoplectique. (Zacutus Lusitanus, *Praxis admirabilis*, lib. 2 , obs. 35.)

Enfin les sangsues à l'anus ou à la vulve, des pédiluves irritans, et les bains de siége , seraient employés, si un flux hémorrhoïdal ou les règles s'étaient supprimés.

§. II. *Traitement consécutif ou des suites de l'Apoplexie.*

Les accidens consécutifs qu'entretient seule la présence du caillot, sont les divers degrés et es-pèces de paralysie, et le trouble des facultés intellectuelles.

Dans les premiers temps de l'attaque , ces symptômes ne requièrent aucun traitement; on les néglige pour ne s'occuper que du soin de dissiper la congestion cérébrale , et de prévenir l'accroissement de l'épanchement. Cependant, comme les assistans en sont ordinairement très-effrayés , et qu'ils pourraient manifester leur surprise du peu d'attention qu'on y donnerait , il est convenable d'user de quelques moyens , quelque en soit le peu d'efficacité. Ainsi on frictionnera les membres paralysés avec une brosse appropriée , ou une éponge imprégnée de liqueurs aromatiques , d'éther nitrique, acétique, de teinture de cantharides , d'alcohol camphré, etc. Mais aussitôt que l'appareil des symptômes hémorrhagiques a disparu , que le malade, sorti de la stupeur, a recouvré sa connaissance , on doit mettre le plus grand zèle à traiter les accidens consécutifs.

La gravité de ces accidens est toujours proportionnée au volume de l'épanchement ; il s'améliore à mesure que la masse du caillot diminue ; l'absorption complète de ce corps étranger est le terme de la guérison. (*Sublatâ causâ tollitur effectus.*) Tous les efforts du médecin doivent donc avoir pour but de favoriser et d'accélérer cette résorption.

Hémiplégie. L'hémiplégie à différens degrés est, de tous les accidens consécutifs, le plus grave et le plus tenace. Les moyens proposés pour la guérir sont de deux ordres, les uns (les excitans et toniques intérieurs) tendent à activer l'absorption générale, et celle du cerveau en particulier ; par les autres (les irritans externes), on cherche à réveiller la sensibilité et le mouvement dans les parties paralysées.

Voici comme on traite ordinairement cette paralysie : on met le malade à l'usage d'une boisson tonique excitante, telle que l'infusion d'arnica, de tilleul, de feuilles d'oranger, de sauge, de romarin, de lavande, de mélisse, de menthe ; de serpentaire de Virginie, de *calamus aromaticus*, de valériane, de quinquina, etc. ; on aiguise ces tisanes avec un sel purgatif, dans le but d'entretenir la liberté du ventre, et une dérivation permanente sur le tube intestinal. On accroît encore leur vertu excitante en les animant d'un scrupule à un gros de liqueur d'*Hoffmann*, d'éther nitrique ou acétique, d'acétate d'ammoniaque, de carbonate d'ammoniaque, d'alcohol de genièvre, de cannelle ou de gayac. On prescrit des potions de même nature, ayant pour véhicule et pour base les mêmes substances à doses plus rapprochées. On leur associe encore des bols camphrés ou musqués. On purge de temps en temps le malade, surtout s'il est replet; on entretient soigneusement la liberté du ventre au moyen de lavemens. Le mercure doux, donné chaque jour à la dose de dix à douze grains, a été préconisé par quelques médecins. Je crois qu'il n'a réussi que contre les hémiplégies hydrocéphaliques, qu'on avait crues apoplectiques.

On se trouve très-bien aussi de l'usage des diurétiques, toutes les évacuations étant propres à activer l'absorption. Cependant les sudorifiques seront proscrits, à cause de la vive excitation qu'ils déterminent sur le cerveau; si on les employait, il faudrait au moins les abandonner sitôt qu'on verrait la tête s'embarrasser; et, en général, on devrait user de la même précaution pour tous les médicamens excitans.

Pendant qu'on administre ce traitement interne, on fait pratiquer sur les membres paralysés des frictions avec un liniment ammoniacal, la teinture de benjoin, celle de cantharides, l'eau-de-vie camphrée, ou le baume opodeldoch : on y entretient des vésicatoires pour tâcher de rappeler la vie dans ces parties; on a recours, dans le même but, au galvanisme ou magnétisme minéral, à l'électricité, employée déjà depuis long-temps avec succès par *Dehaen*. (*Ratio medendi*, pars 4, pag. 169 et 185.)

Dès que le malade peut se traîner ou voyager sans danger, on l'envoie à quelque source d'eaux minérales. On recommande particulièrement comme les plus avantageuses, les eaux salines de Balaruc, département de l'Hérault; de Bourbonne-les-Bains, département de la Haute-Marne (thermales, de 46 à 69 centigrades + o); de Plombières, département des Vosges (thermales, de 55 à 77 + o); les eaux sulfureuses d'Enguien, département de Seine et Oise; de Barèges, département des Hautes-Pyrénées (therm. de 41 à 56 + o); de Bagnières-Luchon, même département (de 5o à 6o + o); de Coterêts, même département, (de 22 à 65 + o); les eaux ferrugineuses acidules de Spa, département de l'Ourthe; de Forges, département

de la Seine-Inférieure ; de Vichy , département
de l'Allier (therm. de 31 à 49 + o); de Bour-
bonne - l'Archambault , même département
(therm. de 40 à 51 + o); enfin, les eaux ferrugineuses sulfatées de Passy près Paris, et de
Plombières. Outre l'usage des bains, le malade
se trouvera bien de boire plusieurs verres de
ces eaux, chaque matin , à jeun. Si des circonstances de fortune ou autres forcent le malade
de renoncer aux sources naturelles, on y sup-
plée en partie par des eaux minérales factices ,
par des bains artificiels , tels que ceux d'hy-
drosulfure de potasse , qui ont surtout paru
utiles à M. *Jadelot.* On a proposé les bains
froids, les immersions froides de cinq à six minutes. Les frictions de neige ou de glace seraient
plus avantageuses, et moins nuisibles. En reti-
rant le malade du bain, on le couche dans un
lit bassiné , on le couvre bien , pour favoriser
la réaction générale et la sueur , qu'on excite
encore par une boisson sudorifique chaude ,
telle qu'une infusion de sureau , d'hièble, de
pétales d'œillets rouges , de salsepareille , de
gayac, etc., avec dix ou vingt grains de poudre
de *Dower.* Enfin des rubéfians et des vésicatoires volans , promenés sur les parties paralysées , un séton ou un moxa à la nuque ;

complètent la longue liste des remèdes anti-hémiplégiques.

Emerveillé de l'action de la noix vomique sur les animaux, action constatée par les expériences de M. *Magendie*, M. *Fouquier* conçut l'idée ingénieuse et hardie de l'utiliser contre la paralysie.

L'observation ne tarda pas à prouver à ce médecin que cette substance réussissait mieux dans les paralysies rhumatismales ou essentielles que dans les apoplectiques ; il remarqua aussi que la paraplégie lui cédait plus facilement que l'hémiplégie.

M. *Fouquier* préfère l'extrait alcoholique (1) à toutes les autres préparations. Il débute par en donner un grain en deux pilules ; il augmente chaque jour la dose d'un demi-grain jusqu'à ce qu'il l'ait jugée assez forte. Bientôt le malade éprouve dans les parties affectées un sentiment de chaleur et de fourmillement, suivi, au bout de quelques minutes, de mouvemens convulsifs. Ces accès se répètent souvent, et à de courts intervalles. Dans leur intermission, le malade est aussi tranquille que s'il n'eût pas pris de noix

____

(1) L'extrait alcoholique contient seul la pyrotoxine, partie active de la noix vomique.

vomique. Ce qu'il y a de très-remarquable dans ce médicament, c'est qu'il ne porte son action que sur les membres perclus, et surtout sur les inférieurs, et que le malade conserve toute sa connaissance au plus fort de l'accès convulsif. La noix vomique ne continue pas moins d'agir sur les animaux dont on a détruit le cerveau. Les convulsions ne cessent que quand on a désorganisé la moelle épinière.

M. *Fouquier* interrompt l'usage de la noix vomique chaque fois qu'il voit se manifester des signes de congestion cérébrale, que la langue devient rouge, et l'estomac douloureux. Il aide l'action du médicament par des frictions irritantes, et en donnant pour boisson une tisane excitante, telle que l'infusion de mélisse, de menthe, d'arnica, d'oranger.

J'ai suivi M. *Fouquier* pendant un an; je lui ai vu administrer la noix vomique à neuf malades, et j'avouerai que sur aucun d'eux je n'ai observé de guérison parfaite. Les uns n'en avaient éprouvé qu'une légère amélioration; quelquefois cette amélioration n'était que momentanée, et cessait avec l'usage du remède ou peu de temps après. Bien plus, chez quelques personnes, les membres paralysés n'avaient de sensibilité et de mouvement que pendant leurs contractions spasmodiques. Espérons cependant que ces essais ne seront pas entièrement perdus pour l'humanité, et qu'une plus longue pratique changera ces demi-succès en triomphes complets (1).

La noix vomique partage à un haut degré l'inconvénient de toutes les substances toniques excitantes ; elle exalte fortement les propriétés vitales du cerveau, et excite le sang à s'y porter en grande quantité. On doit sans cesse avoir l'œil ouvert sur ces congestions cérébrales dont sont menacés à chaque instant les hémiplégiques qu'on traite par ces médicamens.

Mais quelle est la manière d'agir de ceux-ci dans l'hémiplégie? Activent-ils en effet l'absorption du caillot? Je crois leur action très-bornée sous ce rapport; et voici comment j'explique les succès qu'ils obtiennent. Je crois que le cerveau finit par contracter une sorte d'habitude de l'état de stupeur et d'inertie dans lequel l'entretient la présence du caillot; qu'il peut conserver cette habitude long-temps après la résorption

_____

(1) Le *rhus radicans*, que M. *Fouquier* emploie depuis quelque temps dans le même but et de la même manière, ne paraît pas devoir être plus avantageux.

de l'épanchement, et que ce n'est par conséquent qu'en excitant l'organe, en lui donnant, comme on le dit en pratique, un coup de fouet qui le tire de sa torpeur, que les médicamens stimulans guérissent l'hémiplégie.

Les exutoires appliqués sur les parties paralysées n'ont pas pour unique avantage d'y exciter la vie animale et organique; ils sont en outre des sentinelles vigilantes qui veillent continuellement à la sûreté du cerveau, dont ils préviennent ainsi le nouvel engorgement sanguin. Un régime doux, capable de s'opposer au retour de la pléthore, favorisera aussi la résorption du caillot, en entretenant toutes les fonctions de l'économie dans un juste équilibre.

Paralysie de la langue. On a encore approprié des médicamens aux paralysies partielles. Ainsi, dans celle de la langue on fait mâcher des substances irritantes, tels que le piment, le poivre-long, la racine de pyrèthre, de ginseng, la vanille; on prescrit des gargarismes dans lesquels entrent l'alcohol de raifort, de cochléaria, des acides minéraux, la moutarde, etc.

Amaurose. Dans l'amaurose consécutive à l'apoplexie, l'émétique donné chaque jour à dose nauséabonde (un demi-grain à un grain en lavage dans une pinte d'eau de veau, d'arnica ou de sérum) a paru être de quelque avantage.

On établit en outre des irritans dérivatifs au voisinage des yeux; on applique des vésicatoires derrière les oreilles, un séton à la nuque (Lancisi, pag. 116), un moxa ou un cautère actuel sur le trajet du nerf fronto-surcillier, ou la suture coronale (Albucasis, *Chir.*, pars 1, cap. 2. Sévérinus, *de efficac. medic.*, pag. 212). *Scarpa* propose encore des fumigations de carbonate d'ammoniaque dirigées sur l'œil, et continuées jusqu'à ce que le malade y éprouve des picotemens douloureux.

L'observation que j'ai faite à l'égard de l'hémiplégie est applicable à ces diverses paralysies. Elles subsistent long-temps après que le cerveau est débarrassé du sang qui le comprimait. Aussi le traitement excitant interne leur convient-il également.

Troubles divers du cerveau. Le trouble des facultés intellectuelles, la perte de la mémoire, un état de stupeur, d'imbécillité et de démence, autant de reliquats de l'apoplexie, persistent souvent jusqu'à une nouvelle attaque, même jusqu'à la mort, et toujours tant que le caillot, leur unique cause, subsiste dans le cerveau. Le temps, opérateur le plus puissant de la résorption de l'épanchement, aidé de légers révulsifs et d'un régime convenable, peut seul guérir ces affections. Si l'âge et les forces du malade le permettent, on appliquera un vésicatoire au cou, et de temps à autre quelques sangsues derrière les oreilles ou à l'anus; on entretiendra soigneusement les évacuations habituelles; on fera voyager le malade, et on lui procurera toutes sortes de distractions.

Malgré ces attentions, l'apoplectique succombe souvent après avoir offert long-temps. l'espoir de la guérison. Il meurt, soit que l'épanchement ait été trop considérable pour que ses forces aient pu fournir aux frais de l'entière résorption, soit que la désorganisation du cerveau ait été trop profonde pour avoir pu être complètement réparée. Dans quelques autres cas, la mort est amenée à une époque éloignée par le ramollissement consécutif du cerveau ou la succession d'un vaste épanchement séreux, que l'art n'a pu prévenir, et auquel il n'a pu rien opposer. Néanmoins, lorsqu'on voit les accidens consécutifs se prolonger trop long-temps, on peut avec raison soupçonner qu'ils sont entretenus par ces dernières lésions, et tenter en conséquence de légers excitans, mettre le malade à l'usage des toniques et des amers, du quina surtout, et d'un vin généreux.

Un traitement mercuriel par les frictions, poussé jusqu'à la salivation lorsque le sujet est encore vigoureux, ou l'usage journalier de quelques grains de calomélas, pourraient encore être utiles. Un exutoire au cou, et les diurétiques, conviendraient également.

II.ᵉ PARTIE. TRAITEMENT PRÉSERVATIF.

D'après l'extrême gravité de l'apoplexie, et l'impuissance de l'art dans la plupart de ses attaques, de quelle importante utilité ne doit pas être le traitement prophylactique? C'est effectivement le plus efficace. Il convient également aux personnes qui, par leur constitution, leurs habitudes, leurs travaux, leur manière de vivre, sont disposées à l'apoplexie; et à celles qui, en ayant déjà été frappées, ont à se préserver de rechutes.

Le traitement préservatif consiste presque uniquement dans l'observation judicieuse des règles de l'hygiène : les remèdes n'y sont qu'accessoires.

§. I.er *Traitement hygiénique.*

Pieds chauds, ventre libre, tête fraîche; tels étaient les préceptes que l'illustre *Boerhaave* donnait aux individus disposés à l'apoplexie. (*Salgues,* Hygiène des vieillards.) *Lancisi* était persuadé de la haute puissance de l'hygiène dans le traitement prophylactique : « Je ne saurais, dit-il (*de subitaneis mortibus,* cap. 18, pag. 105), assez le répéter; on cherche en vain des préservatifs dans les médicamens quand on néglige les règles d'une sage hygiène. Tous les secours de la médecine sont trompeurs ; un seul est efficace dans tous les temps, dans toutes les circonstances : on le trouve dans un régime de vie sagement ordonné, et dans un heureux calme de l'âme, que ne troublent ni les succès ni les revers. »

Ces moyens valent bien les prières que les Italiens adressent à saint André Avellino pour se rendre favorable ce patron des apoplectiques. (*Salgues,* Hygiène des vieillards.)

Circumfusa. Les personnes disposées à l'apoplexie habiteront un lieu commode et sain, où l'on n'entretiendra qu'une médiocre chaleur, et dont l'air sera constamment renouvelé ; elles éviteront avec soin un froid trop rigoureux, et se mettront à l'abri des changemens brusques de l'atmosphère.

Applicata. Les vêtemens appropriés aux saisons, seront aisés, afin de ne gêner en rien la circulation.

Les lits seront plutôt formés de laine et de crin que de plume et d'édredon ; ces dernières substances ayant l'inconvénient de favoriser les congestions cérébrales par la vive chaleur qu'elles entretiennent. Les couvertures seront très-légères, pour le même motif. La personne menacée d'apoplexie dormira la tête élevée.

Les bains chauds seront proscrits; on permettra à peine des bains tièdes de propreté. Les bains froids, ceux surtout où l'on a la liberté de nager, seront au contraire favorables.

Les frictions sèches avec une brosse rude ou un morceau de flanelle, en excitant la peau et y déterminant une irritation dérivative, les lotions froides, toujours suivies d'une vive réaction à la surface du corps, seront également utiles.

Ingesta. Le régime se composera d'alimens doux, de facile digestion et en petite quantité (1). Les végétaux frais en feront la majeure partie; parmi ceux-ci, les fruits acidules bien mûrs, les légumes rafraîchissans, la betterave, l'endive, la laitue, la chicorée, les épinards et la plupart des herbes potagères seront préférés. On proscrira avec soin les végétaux âcres, farineux, qui, à une pénible digestion, joignent l'inconvénient de dégager beaucoup de gaz dans le canal alimentaire.

Parmi les substances animales, les viandes blanches, le veau, le poulet, les œufs, le laitage, les poissons saxatiles et littoraux, conviendront exclusivement. Les substances animales excitantes, telles que la chair des bêtes fauves, des oiseaux carnassiers, les viandes noires, les rôtis, les ragoûts épicés, seront sévèrement exclus.

On ne permettra pour boisson que de la limonade, l'orangeade, l'hydromel, une bière faible ou de l'eau rougie. Les liqueurs alcoholiques, le café, les aromates seront rejetés.

On engagera ceux qui sont disposés à l'apoplexie à se priver du repas du soir, ou au moins à le faire très-léger, et long-temps avant de

---

(1) *Hippocrate* dit avoir préservé, dans l'Elide, Démocrite de l'apoplexie, par une longue abstinence.

se coucher; la digestion étant plus lente et plus difficile pendant le sommeil (1).

On se relâchera cependant de la sévérité du régime en faveur des vieillards, des personnes débilitées, et de celles accoutumées à une forte alimentation.

Excreta. On aura le plus grand soin d'entretenir les évacuations naturelles; on évitera surtout la constipation, au moyen de lavemens, ou en prenant de temps à autre un doux laxatif. Les évacuations périodiques, tels que les flux menstruel et hémorrhoïdal; les excrétions habituelles, tels qu'un exutoire, un ancien ulcère, ou une éruption cutanée invétérée, seront soigneusement respectées. Leur suppression pouvant devenir causes déterminantes de l'apoplexie, on se hâtera de les rétablir. On respectera l'habitude des saignées et des purgatifs de précaution que quelques personnes contractent.

Gesta. Un exercice modéré suivi d'un repos proportionné sera très-convenable. On évitera

----

(1) M. *Portal* a remarqué que depuis qu'on a renoncé de souper à Paris, les attaques d'apoplexie pendant la nuit y étaient bien moins fréquentes.

les excès contraires de l'activité et de l'inaction.
Le sommeil surtout ne sera pas trop prolongé;
les veilles, les travaux forcés du cabinet seront
défendus. On aura soin de varier ses occupations,
et de ne pas se livrer trop long-temps à des méditations sérieuses.

Si la personne exerce un état qui l'expose continuellement à une vive lumière ou à une forte
chaleur, ou qui l'oblige à rester dans une position fléchie, on lui conseillera d'en changer,
pour en choisir une autre où elle pourra se
tenir debout, ou qui n'exigera pas une profonde
application.

Percepta. Elle évitera avec soin les excès dans
les plaisirs de l'amour, toute passion vive, les
grandes émotions; tel qu'un violent emportement de colère, une joie excessive. On l'engagera
à se choisir une société gaie et aimable, et à
bannir le chagrin.

Les règles d'hygiène qui viennent d'être prescrites, ayant toutes pour but de prévenir la
pléthore et les congestions cérébrales, ne seraient applicables qu'à l'apoplexie active, et ne
conviendraient nullement à l'apoplexie passive.
Si on avait eu le bonheur de guérir une hémorrhagie de cette dernière espèce, on en prévien-

drait le retour en tenant le malade au milieu
d'une atmosphère sèche, en lui faisant habiter
des lieux élevés. Sa nourriture serait essentiellement restaurante. On aurait soin de lui
épargner toute espèce de disgrâce; on l'engage-
rait à se livrer à la joie. Cette conduite tendrait
à réconforter l'économie, et à rétablir ainsi le
parfait *consensus* des fonctions et l'égale répar-
tition du sang.

§. II. *Traitement pharmaceutique.*

Après ce que j'ai dit du traitement hygiénique, il ne me reste presque rien à ajouter sur
le traitement pharmaceutique et chirurgical.

Un régime bien ordonné rend presque toujours les médicamens inutiles. Les anciens
étaient cependant bien loin de penser ainsi. La
foule de recettes médicamenteuses, toutes plus
bizarres les unes que les autres, dont leurs ouvrages abondent, attestent assez la haute importance qu'ils attachaient à ces remèdes. Je ne
veux citer pour preuve que les eaux nombreuses
prétendues anti-apoplectiques qui ont été tour à
tour en vogue, et à quelques-unes desquelles
des médecins modernes tiennent encore. Toutes
ces eaux étaient le produit de la distillation de

l'alcohol sur diverses plantes aromatiques et stimulantes.

On ne peut s'empêcher de rire en voyant avec quelle gravité *Camérarius* (*Wepfer, Hist. apoplecticorum*, pag. 420) proclame la vertu préservative de la résine de mastic mêlée à l'agaric, et mâchée à jeun deux fois par semaine.

Mathæus Blaw (même auteur, pag. 424) préconise avec la même confiance la racine du *tapsus* (*verbascum mas.* L.), suspendue au cou et portée en amulette.

Théodore Craanen offre une collection nombreuse de drogues curatives ou préservatives de l'apoplexie. (Même auteur, pag. 425.)

Ettmuller a une grande vénération pour la poudre de crâne humain. (*Opera omnia,* p. 384.)

La petite sauge en infusion théiforme a été spécifique, au dire de *Marquet,* dans six ou huit apoplexies. (Traité de l'apoplexie.)

Parmi les modernes, M. *Portal* est celui qui croit le plus à la vertu prophylactique des médicamens. Il annonce (page 131) que des malades affectés d'œdématie, avec somnolence, ont non-seulement été préservés de l'apoplexie, mais encore guéris de leur œdématie par l'usage des sudorifiques, les décoctions de squine, de bardane, de salsepareille, aiguisées par l'alcali volatil, auxquels il joignait des antiscorbutiques , des bols composés. des extraits de digitale , d'ellébore blanc , de polygala, de serpentaire de Virginie , de poudre de scille , de sel de tartre , avec quelques grains d'éthiops martial , d'aloës , etc. Il dit encore avoir prescrit avec avantage des errhins, des masticatoires excitans , des purgatifs hydragogues; et avoir fait porter avec utilité, pendant long-temps, un vésicatoire au bras, un séton à la nuque, et même un ou deux cautères sur les côtés de la colonne cervicale. Il terminait ce long traitement par une série de remèdes toniques, parmi lesquels les ferrugineux tenaient le premier rang.

M. *Portal* pourrait offrir prise à ces médecins qui, voulant réformer l'abus des médicamens, sont tombés dans des excès contraires.

Prévenir l'embarras des voies digestives par l'usage de boissons légèrement laxatives , de quelques purgatifs doux donnés de loin en loin ; entretenir à l'extérieur un ou plusieurs irritans dérivatifs, tels qu'un vésicatoire au cou , un cautère au bras ; faciliter le libre cours des évacuations périodiques et naturelles ; dégorger au besoin les hémorrhoïdes, si le sujet est d'une constitution pléthorique ; avoir l'attention de lui pratiquer de temps en temps une petite saignée, surtout s'il en a contracté l'habitude , tels sont les seuls moyens pharmaceutiques que l'art pourrait raisonnablement associer à un régime hygiénique pour prévenir l'apoplexie et ses ré-cidives.

Si , malgré ces précautions , la tête venait à s'embarrasser , il faudrait redoubler de soins et d'attentions , prescrire la diète la plus sévère, faire quelques saignées, rappeler les évacuations supprimées , ordonner des pédiluves sinapisés , des frictions irritantes , des lotions froides sur la tête ; déterminer une irritation dérivative sur le ventre; mettre enfin en usage tout ce que l'art a de plus puissant pour dissiper ce commence-ment de congestion cérébrale , ce prélude d'a-poplexie, et préserver ainsi l'homme d'une des maladies les plus cruelles.

FIN.

TABLE ANALYTIQUE

DES MATIÈRES

———

PRÉFACE.

L'apoplexie est une des plus graves maladies, *pag.* 7. = Causes de sa gravité, 8. = Auteurs qui ont écrit sur l'apoplexie, indication des meilleurs ouvrages qui ont été publiés sur cette maladie, 9. = Justification du titre de l'ouvrage, raisons qui ont engagé l'auteur à le préférer à tout autre. L'hémorrhagie cérébrale doit seule conserver le nom d'*apoplexie*. Les prétendues apoplexies *séreuse* et *nerveuse* doivent être considérées comme des maladies particulières, et essentiellement différentes de l'apoplexie, 13. = Ordre suivi dans la distribution des matières, 14. = Circonstances favorables où s'est trouvé l'auteur pour observer les maladies dont il traite, *ibid.* = But qu'il s'est proposé, 17.

13

TRAITÉ DE L'APOPLEXIE ET DES HYDROCÉPHALES.

Art. 1.er DÉFINITION DE L'APOPLEXIE.

Aucune des définitions de l'apoplexie données par *Cullen*, *Sauvages*, *Linnæus*, *Sagar*, *Vogel*, *Fernel*, *Boerhaave*, *Pinel* et *Rochoux* n'est satisfaisante, *pag.* 19. = La meilleure serait sans contredit celle qui rappéllerait en peu de mots la nature de l'apoplexie, son siége, les signes qui la caractérisent et les accidens qu'elle détermine, 20. = Le cerveau n'est pas le seul organe qui puisse devenir le siége de collections sanguines, les poumons en présentent assez fréquemment ; exemples de ces *pneumorrhagies* ; exemple d'une apoplexie pour ainsi dire *générale, note, ibid.* =Dispositions anatomiques qui rendent le cerveau plus sujet que tout autre organe aux épanchemens sanguins ; la nature a pris une foule de précautions pour corriger cette prédisposition, *note*, *page* 21.

Art. ii. SYNONYMIES.

Les noms que les Grecs et les Latins avaient donnés à l'apoplexie prouvent qu'ils avaient bien observé cette maladie, *pag.* 22. = On ne doit désigner par le nom d'apoplexie que *l'hémorrhagie cérébrale*, *ibid.*

Art. iii. CLASSIFICATION.

Cullen, *Vogel*, *Linnæus*, *Sauvages*, *Sagar* et M. *Pinel* n'ont classé l'apoplexie que d'après ses symptômes, *pag.* 23. ═ Elle doit être rangée parmi les hémorrhagies, *ibid.*

Art. iv. ESPÈCES ET VARIÉTÉS.

Aucune des nombreuses variétés de l'apoplexie que les auteurs ont admises sous les noms d'*apoplexie idiopathique, symptomatique, métastatique, complète, incomplète, lente et foudroyante,* d'*apoplexie avec stupeur, cataphora, carus, coma, léthargie,* etc., ne peut être regardée comme telle, *pag.* 23. ═ La division la plus convenable, et la seule qui est suivie dans cet ouvrage est celle qui distingue l'apoplexie en *active* et *passive,* 24. ═ Futilité de la division de l'apoplexie en *sanguine, artérielle* ou *veineuse,* et en *nerveuse, sthénique* ou *asthénique* proposée par MM. *Montain, ibid.* ═ Il est tout-à-fait inconvenant de diviser l'apoplexie en *sanguine séreuse* et *nerveuse.* C'est confondre trois maladies essentiellement différentes. L'hémorrhagie cérébrale doit seule porter le nom d'*apoplexie.* Les prétendues apoplexies *séreuse* et *nerveuse* sont deux maladies particulières : la première est une espèce d'hydrocéphale (*hydrocéphale essentielle aiguë des adultes et des vieillards*) ; la seconde une névrose, cérébrale (*névrose cérébrale apoplectiforme*), 25. ═ *La névrose cérébrale apoplectiforme* est bien plus rare qu'on ne le pense. La plupart des observations d'apoplexie nerveuse que rapportent les auteurs n'étaient autre chose que des congestions sanguines passagères ou mortelles, 26. ═ Outre la division principale de l'apoplexie en *active* et *passive,* il est encore quelques nuances qu'on doit noter ; telles que, 1.º la congestion cérébrale qu'on pourrait regarder comme une *apoplexie avortée* quand elle se dissipe, et qu'on devrait nommer *apoplexie par engorgement* ou *fausse apoplexie* lorsque la mort la termine ; 2.º l'*apoplexie complète*, quand l'hémorrhagie s'effectue ; 3.º les *apoplexies traumatiques* et par *exhalation*, suivant que l'hémorrhagie se fait par rupture des vaisseaux , ou par simple exhalation ; 4.º enfin l'apoplexie des nouveau-nés , 27.

Art. v. CAUSES.

Toutes les causes de l'apoplexie ont une même manière d'agir , *pag.* 28. = Division des causes en *prédisposantes* ou *éloignées*, et en *efficientes*, *prochaines* ou *occasionnelles*. = Ce qu'on entend par causes *prédisposantes* et *efficientes*, *ibid.*

Causes prédisposantes.

Causes prédisposantes individuelles. Constitution *apoplectique*, ses caractères , *pag.* 29. = La brièveté du cou tient quelquefois au manque d'une vertèbre cervicale, *note, ibid.* = Autre variété de la constitution apoplectique presque uniquement départie aux gens de lettres , 30. = Les femmes et les hommes sont également sujets à l'apoplexie, 31. = On pourrait dire que l'apoplexie est une maladie de la vieillesse ; elle est très-rare dans le jeune âge. Il paraîtrait, d'après l'observation de M. *Portal* et de *Cullen*, et surtout d'après le relevé des décès qui ont eu lieu à l'hospice de la rue de Sèvres depuis 1809, que l'apoplexie est plus fréquente après soixante ans

qu'à tout autre âge, *ibid.* = L'existence du ramollissement précurseur de la substance du cerveau dans le lieu
où l'épanchement doit se faire est fort douteuse, quoique les auteurs aient placé cette désorganisation à la
tête des causes prédisposantes cérébrales, 32. = Il est
probable que les vaisseaux cérébraux sont déjà malades
antérieurement à l'attaque. Cette circonstance prédisposante doit surtout exister dans les apoplexies passives, *ibid.* = Autres causes prédisposantes cérébrales
admises par quelques auteurs avec bien moins de fondement, 33.

Causes prédisposantes hygiéniques. = *Circumfusa.*
L'apoplexie est plus commune dans les climats chauds.
Dans nos régions tempérées on l'observe plus fréquém-
ment pendant l'hiver et l'été, *pag.* 33. = *Applicata*, 34.
= *Ingesta.* Cette classe est la plus féconde en causes
prédisposantes. On doit surtout noter les excès de régime et l'ivrognerie, *ibid.* = *Excreta.* Ici se rangent les
suppressions d'exanthèmes cutanés, d'une évacuation périodique ou habituelle, etc., *ibid.* = *Gesta.* Professions
qui exposent le plus à l'apoplexie, *ibid.* = *Percepta.*
Cette maladie a souvent été déterminée par des émotions
vives et subites de l'âme, des passions impétueuses, *ibid.*

Causes efficientes.

L'apoplexie des nouveau-nés est toujours le résultat
de la gêne apportée à la circulation cérébrale par la
compression de la tête au passage, de tout le corps par
un maillot trop serré, etc., *pag.* 35. = Causes efficientes
de l'apoplexie chez les adultes, *ibid.* = L'apoplexie est

ordinairement *sporadique* ; on en a pourtant observé quelques *épidémies*, 36. = L'apoplexie a souvent paru *héréditaire*, 37.

Art. vi. SYMPTOMES.

Divisés en *précurseurs* et en *essentiels* ou de l'attaque, *pag.* 37.

Symptômes précurseurs. Tous les symptômes précurseurs sont dûs à la congestion cérébrale, et la signalent, *pag.* 37. = Les bourdonnemens et tintemens d'oreilles ne sont rien moins que nerveux et imaginaires, comme on le croit, mais dépendent toujours de l'embarras de la circulation cérébrale, *note*, 38. = Tous les symptômes précurseurs sont inconstans et très-insignifians. *ibid.*

Symptômes essentiels ou de l'attaque, *pag.* 39. = Le début de l'attaque se caractérise par les signes de la congestion cérébrale. Tantôt cette congestion se dissipe promptement ; le plus souvent cependant elle continue de s'accroître, et parvient quelquefois au point de simuler une violente apoplexie, *ibid.* = Signes de l'épanchement apoplectique, 40. = Pourquoi les membres paralysés ne tombent pas en gangrène, *note*, *ibid.* = Les symptômes s'aggravent à mesure que l'épanchement augmente, que le cerveau se désorganise et que ses fonctions s'altèrent, 41. =L'apoplexie *foudroyante* atteint de suite le plus haut degré de gravité ; quelquefois même le malade succombe instantanément, 42. = L'apoplexie passive au contraire a une marche tout-à-fait progressive et très-lente, *ibid.* = Lorsque l'hémorrhagie cérébrale doit avoir une terminaison heureuse, les symptômes s'améliorent par degrés, le malade recouvre insensiblement sa connaissance, le mouvement et la sensibilité de ses membres. = Quelquefois une évacuation critique est l'indicateur de la guérison, *ibid.*

Art. vii. PROGRESSION DE LA MALADIE, APPRÉCIATION DE SES SYMPTOMES.

La marche de l'apoplexie est très-irrégulière ; tantôt elle tue subitement ; d'autres fois l'apoplectique n'arrive que *pedetentim* à la mort, *pag.* 43. = Le retour à la santé est toujours très-lent et progressif. = Il arrive quelquefois que l'état du malade, qui s'était amélioré, s'aggrave tout à coup. Cette aggravation subite est due à la formation d'un nouvel épanchement. Elle est presque immanquable lorsqu'on se relâche trop tôt sur les antiphlogistiques ou qu'on emploie prématurément les excitans. Cette succession rapide de plusieurs attaques ne se remarque guère que dans les apoplexies actives. = Tous les symptômes précurseurs de l'apoplexie sont variables : parmi ceux de l'attaque, il n'en est même que deux de constans, le trouble des sens et des facultés intellectuelles, et la paralysie, 44. = Le pouls offre une foule de variétés ; il n'est pas le même à toutes les périodes de l'attaque, *ibid.* = La respiration n'est pas moins variable, 45. = La face, dont l'état varie tant, a cependant d'assez constant de porter l'empreinte d'une stupeur particulière. = Son degré de rougeur ou de pâleur est toujours en raison du volume de l'épanchement, *note, ibid.* = La constipation et les déjections involontaires sont de nulle valeur dans le diagnostic, *ibid.* = La perte subite de la connaissance et du sentiment, signe caractéristique par excellence, peut exister à des degrés variés, 46. = La paralysie, second phénomène invariable, consiste le plus ordinairement dans une *hémiplégie*. La *paraplégie* est très-rare. La paralysie est quelquefois bornée à la langue, à un œil, etc. = Les pupilles dilatées ou resserrées, sont toujours immobiles au début d'une forte attaque. = Un troisième phénomène, qu'on pourrait encore regarder comme invariable, est la déviation de la pointe de la langue vers le côté hémiplégique, en sens inverse de celle de la bouche. Jusqu'à présent on n'avait pu donner l'explication valable de ce phénomène ; on croyait que la langue n'était point paralysée, et qu'elle ne paraissait déviée que parce que la bouche l'était elle-même ; mais le contraire est prouvé, *note*, *ibid.* = L'explication de ce phénomène doit être déduite de la disposition anatomique des muscles *stylo-glosses*, 47. = Dans l'apoplexie active, la paralysie est quelquefois avec accroissement de la sensibilité et roideur des muscles perclus ; dans la paralysie passive l'abolition, de ces deux propriétés vitales est simultanée, et les membres paralysés sont dans le relâchement, 48.

Art. viii. DURÉE ET TERMINAISON.

La durée de l'apoplexie, en général très-variable, est toujours en raison du volume de l'épanchement, de la constitution et de l'âge du malade, etc., *pag.* 48. = Elle est très-courte, 1.º quand l'effort hémorrhagique avorte ;

2.º lorsqu'il n'y a eu que quelques gouttes de sang exsudées ; 3.º dans l'apoplexie foudroyante, 49. $=$ La paralysie est toujours le dernier symptôme à disparaître. $=$ Quelques malades finissent par tomber dans un état de démence. $=$ Autres reliquats de l'apoplexie. $=$ La mort, terminaison ordinaire de l'apoplexie, est très-prompte lorsqu'une violente congestion cérébrale a suffi pour la déterminer, 50. — Elle est quelquefois subite dans les apoplexies foudroyantes; alors l'hémorrhagie se fait par rupture des vaisseaux, l'épanchement est énorme, et la désorganisation cérébrale extrême.$=$Quand les reliquats de l'apoplexie se prolongent plusieurs mois, ils deviennent souvent symptômes avant-coureurs d'une nouvelle attaque, 51. $=$ Ces accidens consécutifs sont tantôt entretenus par la simple torpeur du cerveau, plus souvent cependant par la lenteur de la résorption du caillot ; d'autres fois enfin par une maladie du cerveau succédanée à l'apoplexie. $=$ Nulle maladie n'est aussi sujette aux récidives que l'apoplexie ; ces récidives sont presque immanquables. $=$ Signes qui annoncent une rechute prochaine, *ibid.*

Art. ix. OUVERTURE DES CADAVRES, ANATOMIE PATHOLOGIQUE.

§. I.er *Examen de la cavité du crâne et du cerveau.*

Les désordres apoplectiques sont *primitifs* ou *consécutifs*. Quelques autres lésions coïncident encore parfois avec l'hémorrhagie cérébrale, ou en simulent les symptômes, *pag.* 52.

Iere SÉRIE. *Désordres essentiels primitifs.*

Cette série comprend le ramollissement du cerveau, l'engorgement des vaisseaux sanguins, prélude de l'hémorrhagie, et l'épanchement apoplectique, *pag.* 52.

Ramollissement précurseur, *pag.* 53. = Il est impossible d'affirmer si la désorganisation du tissu du cerveau, qu'on remarque toujours autour de l'épanchement, a précédé l'hémorrhagie plutôt qu'il n'en a été l'effet. Néanmoins il est plus vraisemblable que la désorganisation cérébrale n'est qu'une conséquence nécessaire de l'apoplexie, *ibid.*

Injection des vaisseaux, 53. = Cette injection est quelquefois si considérable, qu'on conçoit très-bien qu'elle ait pu à elle seule déterminer la mort. = L'engorgement sanguin est général ou borné à une seule portion du cerveau. Il est rare qu'il n'accompagne pas l'épanchement. = Jamais les vaisseaux n'offrent de trace de maladies antérieures à l'apoplexie, quoique souvent ils en aient éprouvé, *ibid.*

Epanchement apoplectique, 54. = Son siége varie. L'apoplexie semble affecter une prédilection pour les corps cannelés. *Morgagni* a cherché à expliquer ce phénomène. = Ce médecin et un autre auteur prétendent encore que la moitié droite du cerveau est plus souvent affectée que la gauche, et en donnent les raisons, *ibid.* = Les apoplexies de la moelle de l'épine sont excessivement rares, 55. = Les apoplexies qui tuent subitement ont presque toutes leur siége dans le cervelet, *ibid.* =

Remarques importantes sur le siége de l'épanchement relatives à certains symptômes, 56. = L'anatomie pathologique, qui a fait de si grands progrès de nos jours, a surtout bien dévoilé la manière dont l'apoplexie guérit, *ibid.* = Cet étonnant phénomène a pour base principale la formation autour du caillot d'une fausse membrane exhalante et absorbante, qui finit par faire rentrer dans le torrent de la circulation tout l'épanchement sanguin, 57. = Etat du cerveau et de l'épanchement apoplectique dans les premiers jours de l'attaque. Il n'y a pas alors la plus légère apparence du travail cicatrisant, *ibid.* = Progrès de la guérison du sixième au douzième jour, changemens dans l'état du caillot et du cerveau, 58. = Expériences faites pour constater la déchirure des vaisseaux dans les apoplexies foudroyantes, *note, ibid.* = Nouveaux progrès du travail curatif du vingtième au vingt-cinquième jour. Le caillot a cessé d'adhérer aux parois de la caverne apoplectique, *ibid.* = Lorsque la vie se prolonge, la fausse membrane fait chaque jour de nouveaux progrès vers sa confection. Six mois, un an, deux ans suffisent ordinairement à son entière organisation. A cette époque la caverne, diminuée d'ampleur, est encore remplie de sérosité, 60. = Après que tout le caillot a disparu, la sérosité qui avait servi à le délayer et en rendre l'absorption plus facile rentre elle-même dans le torrent des humeurs, et la cicatrice se forme. = L'organisation complète de la fausse membrane n'est pas indispensable pour la guérison, *ibid.* = Différentes manières dont s'opère la cicatrisation de la caverne apoplectique, 61. = Dans quelques cas la nature guérit le malade en faisant suc-

céder un petit kyste séreux à l'épanchement sanguin.
Tantôt ce kyste persiste toute la vie; d'autres fois il disparaît totalement. Il finit par tuer le malade quand il
acquiert des dimensions outrées Ces kystes présentent
seuls la fausse membrane parfaite et distincte du reste
du cerveau, 62. = Théorie des kystes apoplectiques,
suivant *Riobé* et *Bricheteau*. L'enveloppe kystiforme
n'est rien autre chose que la fausse membrane apoplectique, dont l'organisation est plus achevée, 63. = Le
cerveau des apoplectiques conserve toujours des traces
des diverses attaques qu'ils ont essuyées. On peut, en
comparant ces diverses lésions entre elles, assigner à
chaque attaque son degré d'ancienneté, *ibid.* = Dans·
les apoplexies des ventricules, le sang subit les mêmes
métamorphoses que dans les cavernes apoplectiques. Il
ne s'y forme pas de fausse membrane, l'arachnoïde en
tient place, 64. = Lorsque l'épanchement est peu considérable, les ventricules n'éprouvent aucune désorganisation ; dans le cas contraire, leurs parois se trouvent
déchirées. Les apoplexies de leurs environs se font quelquefois jour dans leur cavité, *note*, *ibid.* = Le moyen
de guérison que la nature emploierait pour les apoplexies de la surface du cerveau serait sans doute le
même que pour les apoplexies ventriculaires, 65. =
L'apoplexie des nouveau-nés est toujours foudroyante ;
l'épanchement est peu considérable ; le plus souvent
même il n'y a qu'un engorgement des vaisseaux cérébraux, *ibid.*

semblance entre ces lésions. Opinion de M. *Laënnec* et de l'auteur sur ce sujet , *ibid.*

§. II. *Examen du thorax.*

Les lésions thoraciques que l'on rencontre souvent sur les cadavres des apoplectiques sont entièrement étrangères à l'hémorrhagie cérébrale , ou l'ont déterminée. La plus commune d'entre elles est l'anévrisme actif du cœur, *pag.* 79.

§. III. *Examen de l'abdomen.*

L'abdomen n'offre jamais de lésions qui aient rapport à l'apoplexie. Cependant la gastrite la complique quelquefois, *pag.* 80.

§. IV. *Surface du corps.*

Les cadavres des apoplectiques conservent long-temps leur chaleur, *pag.* 80. = La tête est enflée et ecchymosée. = *Morgagni* et *Valsalva* attachaient une très-grande importance à ces ecchymoses pour le diagnostic, et notaient avec soin le côté sur lequel le malade était tombé, *note*, 81. = On a vu des cas d'apoplexie où la mort n'était qu'apparente. On ne devrait jamais ouvrir les cadavres des apoplectiques avant qu'ils n'aient été atteints d'un commencement de putréfaction, *ibid.*

Art. x. DIAGNOSTIC.

Un grand nombre de maladies peuvent simuler l'apoplexie. Ces maladies doivent être rangées en deux classes : les unes sont des névroses, les autres des lésions du cerveau , *pag.* 81. = Cependant , de toutes ces maladies il en est peu qui ressemblent à l'apoplexie au point de faire commettre une erreur de diagnostic , *ibid.* = Caractères essentiels de l'apoplexie, 82. =La simple torpeur des membres ne prouve pas l'existence d'un épanchement apoplectique , la paralysie en est le seul signe certain. = Variétés de la paralysie , *note*, *ibid.*

§. I.ᵉʳ *Névroses.*

1.° *Névrose apoplectiforme* (*apoplexie nerveuse des auteurs* , *pag.* 83. = Il est presque impossible de distinguer cette névrose (du moins à son début) de l'apoplexie. = Caractères qui font distinguer la névrose apoplectiforme de l'apoplexie lorsque le malade doit guérir. = La névrose apoplectiforme est souvent symptomatique d'une lésion organique du cerveau , ou d'un accès de fièvre intermittente pernicieuse. = Sa marche est toujours très-rapide, et sa durée très-courte. = Elle ne laisse aucune trace sur les cadavres , *ibid.*

2.° *Épilepsie* , *pag.* 85. — Les convulsions générales et la périodicité de ses accès servent à faire distinguer cette névrose de l'apoplexie , *ibid.*

3.° *Hystérie* , 85. = La même remarque faite pour l'épilepsie s'applique à l'hystérie. Il faut en outre noter avec soin la boule hystérique, *ibid.*

4.° *Catalepsie* , 86. = Cette névrose , extrêmement rare, est assez facile à distinguer de l'apoplexie , *ibid.*

5.° *Carus* , 86. = Le carus n'est souvent qu'un symptôme de l'apoplexie ; il est rare qu'il soit l'unique d'une autre maladie qu'on distinguerait toujours facilement de l'hémorrhagie cérébrale par ses autres caractères, *ibid.*

6.° *Léthargie* , 87. La léthargie pourrait , plus que tout autre état morbifique, être confondue avec l'apoplexie. Mais, comme le carus, la léthargie n'est jamais que symptomatique. Ainsi elle termine de forts accès d'hystérie ; d'autres fois elle est le symptôme prédominant de la fièvre intermittente pernicieuse léthargique ; caractères qui la feraient distinguer de l'apoplexie dans l'un et l'autre cas, *ibid.*

7.° *Narcotisme alcoholique* , 88. == Le narcotisme alcoholique pourrait à la vérité simuler l'apoplexie ; mais l'erreur serait de peu de durée. Cependant *Hippocrate* a vu l'ivresse se terminer par l'apoplexie , *ibid.*

8.° *Narcotique opiatique* , 88. == Lorsqu'on ne peut découvrir la cause de ce narcotisme, le diagnostic est difficile ; cependant l'empoisonnement par les narcotiques a plusieurs symptômes qui lui sont propres , *ibid.*

9.° *Paralysies essentielles*, pag. 89. == Les paralysies essentielles diffèrent totalement de l'hémiplégie apoplectique. == Ce que l'on doit entendre par paralysies essentielles, *note*, *ibid.*

10.° *Syncope*, *ibid.* == Symptômes auxquels il faut avoir égard pour distinguer la syncope de l'apoplexie, *ibid.*

11.° *Asphyxies*, *pag.* 90. = Les espèces d'asphyxie exemptes de convulsions pourraient seules simuler l'apoplexie. Ce ne serait guère qu'à leur début qu'on pourrait les distinguer de l'hémorrhagie cérébrale; car souvent l'asphyxié meurt apoplectique. = L'erreur de diagnostic aurait des conséquences funestes chez les nouveau-nés; aussi est-il bien important de savoir distinguer l'asphyxie de l'apoplexie à cet âge. = Caractères différentiels donnés par M. *Nysten*, 91.

§. II. *Lésions du cerveau.*

1.° *Coup de sang*, *pag.* 92. = Ce qu'on appelle coup de sang. = Diverses terminaisons du coup de sang. = Le coup de sang peut donner la mort lorsqu'il est extrême, *note*, *ibid.* = Il est le plus ordinairement l'avant-coureur de l'apoplexie. = Il peut se renouveler souvent et long-temps sans que l'apoplexie le suive , *note*, *ibid.* Il se caractérise par tous les signes de la congestion cérébrale, 93. = Il est des coups de sang qui simulent à s'y méprendre une attaque d'apoplexie. =*Note* sur la manière d'éviter l'erreur. Celle-ci serait de nulle conséquence, le même traitement convenant aux deux cas , *ibid.*

2.° *Distinction de l'apoplexie passive de l'active*, *pag.* 94. = L'apoplexie passive se fait toujours par exhalation. A la vérité plusieurs apoplexies actives se font également par exhalation ; signes qui pourraient pendant la vie faire présumer ce mode d'hémorrhagie , *note*, 95. = L'apoplexie passive occupe constamment les ventricules et la surface du cerveau , *ibid.* = Elle n'affecte que les vieillards décrépits et les personnes affoiblies, 96.

= Tous ses symptômes ont l'asthénie pour caractère, 97. = La prostration générale empêche souvent de reconnaître [l'hémiplégie, qui d'ailleurs est rarement bien tranchée. Les membres paralysés sont dans le relâchement. = La respiration ne devient stertoreuse qu'aux derniers instans. = La perte de connaissance, au lieu d'être subite comme dans l'apoplexie active, est lente et progressive. = Les évacuans et les antiphlogistiques seraient funestes à l'apoplexie passive. = On pourrait confondre cette espèce d'apoplexie avec l'hydrocéphale chronique des vieillards. Signes distinctifs, 98. = Observation remarquable d'apoplexie passive, *ibid.*

3.° *Ramollissement essentiel du cerveau*, pag. 101. = Cette désorganisation cérébrale a absolument les mêmes symptômes que l'hydrocépale chronique des vieillards ; ces deux affections existent souvent ensemble. = Comment on pourrait distinguer le ramollissement idiopathique du cerveau des lésions cérébrales consécutives à l'hémorrhagie cérébrale, et surtout d'anciens caillots apoplectiques, 102. = Suivant *Bricheteau*, ce ramollissement a de l'analogie avec la céphalite, *ibid.* = Il pense aussi que les symptômes préliminaires ressemblent extrêmement à ceux de l'apoplexie, *ibid.* = Description de cette lésion cérébrale d'après *Rochoux*, 103.

4.° *Epanchement séreux et ramollissement cérébral consécutif à l'apoplexie*, pag. 103. = Il est impossible de distinguer ces deux affections ; elles ont le même résultat, la persistance de la paralysie. La première est plus fréquente que la seconde, *ibid.*

5.° **HYDROCÉPHALES.** *Considérations nouvelles.*

Les hydrocéphales , l'apoplexie et les phlegmasies cérébrales ont la même cause , l'irritation du cerveau , *pag.* 103. = Les symptômes de toutes ces affections ont à peu près le même caractère, 104. = L'hydrocéphale est aiguë ou active , chronique ou passive ; l'hydrocéphale aiguë est essentielle ou inflammatoire ; l'hydrocéphale passive primitive ou secondaire. = Ces hydropisies sont les mêmes chez les vieillards et les enfans , leurs symptômes seuls sont modifiés , 105. = L'hydrocéphale des enfans a plusieurs symptômes qui lui sont particuliers , *note* , *ibid.* = Ce n'est que chez les vieillards que l'hydrocéphale essentielle pourrait être confondue avec l'apoplexie sthénique. = L'hydrocéphale chronique a aussi à cet âge une très-grande ressemblance , soit avec l'apoplexie passive , soit avec avec les lésions consécutives à l'hémorrhagie cérébrale. = D'après cela , l'histoire des hydrocéphales des vieillards est essentiellement liée à celle de l'apoplexie , 106.

HYDROCÉPHALE ESSENTIELLE AIGUE
DES VIEILLARDS (*Apoplexie séreuse des auteurs*).

Le nom d'*apoplexie séreuse* qu'on avait donné à cette hydropisie est tout-à-fait impropre , *pag.* 107. = Celui de *fièvre cérébrale hydrocéphalique des vieillards* , que lui a substitué M. *Rochoux* , ne lui convient pas davantage. Ce nom a surtout cela de vicieux , qu'il tend à indiquer de l'identité entre l'hydrocéphale essentielle aiguë et la fièvre ataxique cérébrale ; tandis qu'il y a une très-grande différence entre ces affections, 108. = L'absorption peut s'exercer long-temps après la mort, *note*, 109. = Chez les vieillards, il est presque impossible de confondre l'hydrocéphale essentielle avec l'inflammatoire ; mais rien n'est plus facile sur les enfans, ces deux hydropisies ayant à cet âge la même physionomie morbifique, *ibid.*

Causes, pag. 110. = La cause prochaine de l'hydrocéphale essentielle aiguë est une irritation plus ou moins voisine par son acuité de l'état phlegmasique ; cause qui préside en général au développement de toutes les hydropisies, 111. = Les hydropisies subites ne sont pas uniquement départies au cerveau, *note*, *ibid.* = Causes secondaires, 112. = L'hydrocéphale essentielle aiguë des vieillards paraît être plus commune à Genève, où elle a régné épidémiquement, et à Paris, que partout ailleurs. = Elle choisit les mêmes sujets que l'apoplexie active, *ibid.*

Symptômes, pag. 113. = Le début de cette hydropisie est ordinairement subit ; l'épanchement se fait rapidement ; les symptômes de la compression cérébrale, associés à ceux de l'excitation du cerveau, se déclarent instantanément. = La mort arrive rarement après le douzième jour, 114. = Lorsque l'épanchement a été peu considérable, la résorption s'en fait promptement, et le malade guérit du dixième au trentième jour, *ibid.* = Une évacuation critique termine parfois cette hydropisie, *ibid.*

Autopsie cadavérique, pag. 114. = La sérosité épanchée est limpide ; l'arachnoïde est intacte. = Cette descrip-

tion de l'hydrocéphale essentielle aiguë des vieillards démontre qu'il y a la plus parfaite ressemblance entre cette
hydropisie et l'apoplexie sthénique, et que tous les caractères différentiels que les auteurs ont voulu donner de
ces deux affections sont tout-à-fait illusoires, 115. = Au
reste, la méprise n'aurait pas de graves conséquences,
puisque l'une et l'autre ma'adies requerraient également
ment les dérivatifs et les antiphlogistiques, 116.

HYDROCÉPHALE PASSIVE OU CHRONIQUE.

Décrite pour la première fois.

L'atonie des vaisseaux exhalans et absorbans est la cause
immédiate de cette hydropisie, *pag.* 117. = Toutes les
circonstances capables d'amener cette atonie doivent, d'a-
près cela, déterminer l'hydrocéphale chronique. = Expériences qui prouvent que la prédominance de la partie
blanche du sang sur la partie rouge peut encore être la
cause première de cette hydropisie, *note*, 118. = Cette
maladie est extrèmement commune. = Elle a été méconnue jusqu'à ce jour; aucun ouvrage sur les hydrocéphales n'en fait mention : une observation plus atten-
tive et des circonstances aussi favorables que celles où
l'auteur s'est trouvé n'auraient sans doute pas manqué
de la faire reconnaître, 119. = Cette hydrocéphale n'est
pas toujours au-dessus des ressources de l'art, mais ce
n'est guère qu'en ville qu'on peut la guérir, 120.

Causes, *pag.* 121. = Toutes les causes de l'hydrocéphale chronique sont de nature asthénique. = Les vieillards décrépits et les sujets affaiblis sont ceux qu'elle

atteint de préférence. = Elle succède quelquefois à la suppression d'anciens écoulemens. = *Observation* de guérison d'une hydrocéphale chronique qui avait été déterminée par la suppression d'un écoulement nasal très-ancien, *note*, 122. = Cette hydropisie est encore parfois consécutive à des anévrismes passifs du cœur, à diverses maladies organiques du cerveau, etc., *ibid.*

Symptômes, pag. 124. = Le début de l'hydropisie est toujours très-lent, et sa marche progressive; les signes de la compression cérébrale ne se dessinent que par degrés. = L'un des symptômes les plus constans est l'espèce de sensation qu'éprouve le malade de la chute d'un liquide de la tête dans le dos. L'auteur a guéri une hydrocéphale où ce symptôme était prédominant, *note*, 125. = L'état du malade s'aggrave à mesure que l'épanchement cérébral augmente. = Arrive enfin une époque où les fonctions du cerveau sont totalement empêchées. Le malade s'éteint alors pour ainsi dire par degrés, 126.

Durée et terminaison, pag. 127. = La mort est la terminaison la plus fréquente de l'hydrocéphale chronique, surtout lorsqu'elle affecte des vieillards très-décrépits. Cette terminaison fâcheuse est loin d'être subite, quelquefois le malade vit encore deux ou trois ans. = Le rétablissement est de même très-lent et progressif; rarement l'hydropisie se juge promptement par une évacuation critique. = Guérison d'une hydrocéphale chronique par une sur-purgation que détermina un purgatif drastique, *note*, *ibid.*

Autopsie cadavérique, pag. 128. = Une énorme quantité de sérosité engoue les ventricules, tantôt également, tantôt inégalement , et est répandue à la base du crâne. L'épanchement est limpide, l'arachnoïde n'est point altérée , *ibid.*

Diagnostic, *pag.* 129. = Il est impossible de confondre l'hydrocéphale passive avec l'apoplexie active et l'hydrocéphale aiguë , mais elle a une très-grande ressemblance avec, 1.° le ramollissement essentiel du cerveau ; 2.° avec d'anciens caillots apoplectiques ; 3.° avec l'apoplexie passive ; 4.° avec les ramollissemens cérébraux et épanchemens séreux consécutifs à l'hémorrhagie cérébrale. = Il faut avoir une grande habitude d'observer l'hydrocéphale chronique pour la reconnaître à son début ; à une époque plus avancée le diagnostic est assez facile, *ibid.*

Traitement, *pag.* 130. = Le traitement a d'autant plus de succès qu'il est appliqué plus tôt. = De tous les moyens curatifs, le plus puissant est l'établissement d'un exutoire à la nuque. = Autres remèdes également avantageux , moxas sur les sutures , potions excitantes , frictions mercurielles , purgatifs , etc. = On ne doit supprimer les exutoires que lorsque le malade est parfaitement guéri , *ibid.*

Observation détaillée et très-remarquable d'une hydrocéphale chronique, *pag.* 131.

Art. xi. MALADIES QUI PEUVENT COMPLIQUER L'APOPLEXIE.

La fièvre, comme complication de l'apoplexie, n'est pas aussi rare que le pensent quelques auteurs , *pag.* 134. = La fièvre dite *inflammatoire* existe toujours au début de l'apoplexie active, et dure autant que la congestion cérébrale. = La forme bilieuse que revêt la fièvre, dans quelques cas, à une époque plus avancée, est le plus ordinairement due à la coexistence de la *gastrite*. Cette inflammation est bien moins rare qu'on le croit, 135. = La fièvre ataxique et les symptômes nerveux dépendent presque toujours de la concomitance de l'arachnitis, *ibid.* = L'adynamie vraie, compagne inséparable de l'apoplexie passive, ne complique jamais l'apoplexie active. Il faut bien s'attacher à distinguer cette adynamie véritable de cet état de simple oppression des forces qui s'observe dans quelques apoplexies actives, 136. = L'hydrocéphale essentielle aiguë est une complication fréquente de l'apoplexie sthénique, *ibid.* = De toutes les complications de l'apoplexie, aucune n'est plus fréquente que l'anévrisme actif du cœur, 137.

Art. xii. PROGNOSTIC.

Le degré de gravité de l'apoplexie est toujours relatif au volume de l'épanchement, au lieu qu'il occupe, et à l'étendue de la désorganisation cérébrale, *pag.* 137. = Autres circonstances qui font encore varier le prognostic, *ibid.*

Prognostic relatif, 1.º *à la quantité de sang épanché*, *pag.* 138. = C'est sur le plus ou moins de volume de l'épanchement qu'est fondée la division de l'apoplexie en *légère* ou *faible*, et en *grave* ou *forte*, *ibid.*

2.º *Au siége de l'épanchement*, *pag.* 138. = En général, plus l'épanchement est situé près de la surface du cerveau, moins l'apoplexie est grave. = Les apoplexies du cervelet et de la protubérance annulaire sont mortelles, *ibid.*

3.° *A la constitution individuelle, pag.* 138.=L'apoplexie constitutionnelle est plus grave que l'apoplexie accidentelle, *ibid.*

4.° *A l'âge, pag.* 139. = L'apoplexie des vieillards décrépits est plus fâcheuse que celle des adultes (toutes choses égales d'ailleurs), *ibid.*

5.° *A la saison et à la constitution atmosphérique, pag.* 139. Ces circonstances ont peu d'influence sur la gravité de l'apoplexie, *ibid.*

6.° *A la nature des causes, pag.* 139.=Si la cause de l'apoplexie était facile à détruire, on aurait bien plus d'espoir de guérison que dans le cas contraire. = Lorsque l'épanchement apoplectique très-considérable est totalement achevé, il importe peu de savoir si la cause est facile à enlever ou non, *ibid.*

7.° *Au caractère actif ou passif de l'hémorrhagie, pag.* 140.= L'apoplexie active est moins grave que l'apoplexie passive. = L'hémorrhagie active par exhalation est encore moins grave que celle par rupture des vaisseaux, *ibid.*

8.° *Au rang numérique de l'attaque, pag.* 141.=Toutes choses égales d'ailleurs, les premières attaques d'apoplexies sont moins graves que les suivantes, *ibid.*

9.° *A la période de l'attaque, pag.* 141.=Une apoplexie est d'autant moins dangereuse qu'elle est traitée plus tôt, *ibid.*

10.° *A l'intensité et aux espèces de symptômes*, pag. 142. = La persistance des symptômes pendant plusieurs jours sans aucune rémission est d'un présage sinistre. = Symptômes d'un fâcheux caractère. = Symptômes avant-coureurs de la mort.=Explication de la sterteur ; extrême gravité de ce symptôme, *note*, 142. = Symptômes d'un heureux présage, 143.

11.° *Aux complications*, *pag.* 143.=La fièvre inflammatoire, au début, annonce tantôt une forte congestion cérébrale ; d'autres fois elle indique la coexistence d'une phlegmasie. = La complication de la gastrite est non-seulement grave par elle-même, mais encore parce qu'elle contrarie le traitement de l'apoplexie. = L'état adynamique est la plus fâcheuse des complications. = En général, la fièvre est très-rarement favorable, 144.

12.° *Enfin aux accidens consécutifs*, *pag.* 144.=Parmi les accidens consécutifs, on note comme les plus graves, l'hémiplégie complète avec desséchement des membres, la perte de la vue, etc. Un léger engourdissement, un simple embarras dans la prononciation, etc., sont bien moins inquiétans, *ibid.*

Art. xiii. TRAITEMENT.

Divisé en *curatif* et *préservatif*, pag. 145.

I.re PARTIE. traitement curatif.

Divisé en *traitement de l'attaque* et *traitement des accidens consécutifs*, pag. 145.

§. I.ᵉʳ *Traitement de l'attaque.*

L'art est toujours utile dans l'apoplexie, il triomphe souvent de l'attaque; il est encore nécessaire contre les accidens consécutifs, *pag.* 146.

Apoplexie active, *pag.* 147. = Premiers secours à donner. = Le conseil que donnent quelques médecins de remplir la bouche de sel au début de l'attaque, est des plus futiles, *note*, *ibid.* = Si la congestion cérébrale était intense, on devrait de suite faire une saignée de la jugulaire. = Ensuite on prescrirait un lavement purgatif, *ibid.* = Le lendemain, et pendant toute la durée du *molimen hæmorrhagiæ*, on reviendrait à la saignée; on ouvrirait alors de préférence la saphène, ou l'on appliquerait des sangsues à la base du crâne, 148. = Les vomitifs, les vésicatoires et les sinapismes ne conviendraient qu'après l'entière cessation de la congestion sanguine, 149. = C'est surtout dans les apoplexies foudroyantes qu'il faut agir vigoureusement. = On doit alors insister sur la saignée, surtout s'il y a des signes de gastrite aiguë, *ibid.* = Il est préférable de faire la première saignée copieuse que d'en pratiquer successivement plusieurs petites, 150. = L'artériotomie serait peut-être plus dangereuse qu'utile, *ibid.* = Les ventouses, conseillées par *Morgagni*, doivent être rejetées au début d'une forte attaque, 151. = La saignée de la jugulaire est la plus efficace, *ibid.* = Précautions qu'il faut avoir pour la pratiquer, 152. = La saignée du bras doit toujours être faite du côté sain. = La saignée a été regardée de tout temps comme le moyen curatif par excellence; cas où elle convient, *ibid.* = Elle prépare souvent le succès des vomitifs, 153. = Cas où elle serait nuisible : circonstances qui la contre-indiqueraient, 154.=Le sang retiré des vaisseaux ne présente en général rien de remarquable . *note* , *ibid.* = Il est des cas où l'on ne peut réitérer cette opération autant de fois que l'état du malade l'exigerait : il faut alors recourir à l'application des sangsues : il ne faut jamais les mettre à la tête, 155. = Le *bdellomètre* , inventé par M. *Sarlandière* , pourrait être très-avantageux , *note* , 156. = Les topiques irritans doivent rarement être appliqués avant le deuxième jour, 157. = Les vomitifs, donnés avant que la congestion cérébrale eût cessé , auraient un effet opposé à celui qu'on se proposerait de leur emploi , 158. = Il faut presque toujours faire précéder les vomitifs de la saignée. = Dès que la congestion cérébrale est dissipée, les vomitifs peuvent être utiles sous plusieurs rapports. = L'émét que est préférable à l'ipécacuanha. = En ajoutant quelques grains de sel marin , ou de muriate d'ammoniaque au tartre stibié, on augmente sa propriété vomitive. = Diverses manières d'administrer l'émétique , *ibid.* = On pourrait injecter la dissolution émétisée dans l'estomac au moyen d'une sonde passée dans les narines , si la dysphagie était complète, 160. = Des frictions pratiquées sur la région épigastrique avec la pommade stibiée ont souvent déterminé le vomissement, *ibid* = L'injection de l'émétique dans les veines est très-dangereuse ; on pourrait néanmoins tenter cette opération dans un cas désespéré, 161. = Manière de la pratiquer, 162. = *Note* sur les dangers de l'introduction de l'air dans le système sanguin , *ibid.* = De hautes doses d'émétique données au début de l'apoplexie, comme le conseillent quelques auteurs, ne peuvent avoir que des résultats funestes, 163. = On cite

§. II. *Traitement consécutif ou des suites de l'apoplexie.*

La paralysie et le trouble des facultés intellectuelles ne requièrent aucun traitement pendant les premiers jours de l'attaque; on ne doit s'en occuper sérieusement qu'après l'entière cessation de la congestion cérébrale, *pag.* 171.

Hémiplégie, *pag.* 172. ⹀ L'hémiplégie est de tous les accidens consécutifs de l'apoplexie, le plus grave et le plus tenace. ⹀ Moyens proposés pour la guérir; manière de la traiter.⹀Boissons toniques excitantes aiguisées d'un sel purgatif.⹀Potions excitantes.⹀Bols camphrés et musqués, *ibid.*⹀Purgatifs réitérés, 173.⹀Usage du calomélas. ⹀ Diurétiques. ⹀ Les sudorifiques seraient plus nuisibles qu'utiles, *ibid.* ⹀Frictions irritantes sur les membres paralysés, 174. ⹀ Galvanisme, magnétisme, électricité. ⹀ Usage des eaux minérales aussitôt que le malade peut voyager sans danger,*ibid.* ⹀Eaux minérales factices lorsque le malade ne peut aller aux sources naturelles, 175.⹀Méthode sudorifique. ⹀ Rubéfians et vésicatoires volans promenés sur les parties paralysées. ⹀Essais de M. *Fouquier* sur l'emploi de la noix vomique, 176. ⹀ Manière d'administrer ce médicament, précautions à prendre. ⹀ Il n'a pas encore obtenu de succès complets, 177. ⹀ Le *rhus radicans*, que M. *Fouquier* a également essayé, ne paraît pas devoir être plus avantageux, *note*, 178. ⹀ Manière d'agir des excitans dans l'*hémiplégie.* ⹀ Il paraît qu'ils guérissent la paralysie en donnant une sorte de commotion au cerveau, qui le tire de la stupeur dans laquelle il était plongé. ⹀ Un régime doux aide beaucoup au traitement, *ibid.*

Paralysie de la langue, *pag.* 179. = Cette paralysie se traite par des gargarismes irritans, *ibid.*

Amaurose, *pag.* 179. = Moyens proposés pour le traitement de l'amaurose. = Emétique à dose nauséabonde. = Irritans dérivatifs au voisinage des yeux, 180. = Application d'un moxa ou du cautère actuel sur le trajet du nerf fronto-surcillier. = Fumigations de carbonate d'ammoniaque proposées par *Scarpa*, *ibid.*

Troubles divers du cerveau, *pag.* 180. = Ces reliquats de l'apoplexie persistent souvent jusqu'à une nouvelle attaque, et toujours tant que le caillot, leur unique cause, subsiste dans le cerveau. = Ces affections offrent peu de prise aux moyens curatifs : le temps peut seul les guérir, 181. = Un traitement mercuriel, poussé jusqu'à la salivation, a paru quelquefois avoir du succès. Il est essentiel d'appliquer un exutoire à la nuque, *ibid.*

II.ᵉ PARTIE. TRAITEMENT PRÉSERVATIF.

Le traitement préservatif de l'apoplexie est en quelque sorte plus essentiel que le traitement curatif, *pag.* 182.= Il se divise en *hygiénique* et en *pharmaceutique*, *ibid.*

§. I.ᵉʳ *Traitement hygiénique.*

Préceptes donnés par *Boerhaave*, *pag.* 183. = Importance du traitement hygiénique démontrée par *Lancisi*, *ibid.*

Circumfusa, *pag.* 183.

Applicata, *pag.* 184. = Les bains chauds seront proscrits. = Les frictions sèches sont très-utiles, *ibid.*

Ingesta, *pag.* 184. = Le régime se composera principalement de végétaux. = Les liqueurs spiritueuses en seront bannies. = La diète est un des premiers moyens préservatifs , *ibid.*

Excreta , pag. 186. = Il faut soigneusement entretenir les anciennes évacuations , et les rétablir lorsqu'elles se sont supprimées , etc. , *ibid.*

Gesta , pag. 186. = Il faut éviter les excès contraires de l'activité et de l'inaction , et surtout les méditations sérieuses , 187.

Percepta , pag. 187. = On doit se garder des vives émotions de l'âme

Les règles d'hygiène qui viennent d'être prescrites sont uniquement applicables à l'apoplexie active. = Règles hygiéniques à observer après une apoplexie passive pour prévenir les rechutes , 188.

§. II. *Traitement pharmaceutique.*

Un régime bien ordonné rend presque toujours les médicamens inutiles , *pag.* 188. = Prétendus remèdes préservatifs conseillés par les anciens , 189. = Polypharmacie de M. *Portal.* = Indications à remplir. = Moyens avoués par l'expérience , 190. = Si , malgré le traitement préservatif le mieux entendu , la tête vient à s'embarrasser , et qu'une récidive soit à craindre , il faut de suite employer les moyens les plus puissans pour dissiper ce prélude d'apoplexie , 191.

ERRATA.

Page 12 , ligne 16 , note 4 , au lieu de 1786 , *lisez* 1816. — Page 32 , ligne première , au lieu de , car *Cullen* et M. *Portal*, etc. , *lisez* car M. *Portal* et *Cullen* , etc. — Page 115 , ligne 14 , au lieu de l'hydrocéphale , aiguë , *lisez* de l'hydrocéphale aiguë. — Page 167 , ligne 21 , au lieu de possibes , *lisez* possibles.

DE L'IMPRIMERIE DE DIDOT LE JEUNE.

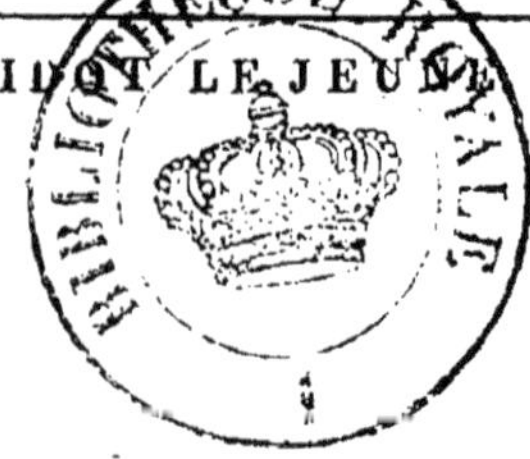

www.ingramcontent.com/pod-product-compliance
Ingram Content Group UK Ltd.
Pitfield, Milton Keynes, MK11 3LW, UK
UKHW022335090726
13658UKWH00001B/282